パニック障害100のQ＆A

著
キャロル・W・バーマン

監訳
郭　哲次

訳
東　柚羽貴

星　和　書　店

Seiwa Shoten Publishers

2-5 Kamitakaido 1-Chome
Suginamiku Tokyo 168-0074, Japan

100 Questions & Answers About Panic Disorder

by

Carol W. Berman, M.D.

Department of Psychiatry

New York University School of Medicine

Translated from English

by

Tetsuji Kaku, M.D.

and

Yuki Higashi

緒　言

たいていはだれでも、ときには不安になるものです。不安はとりわけ人生のストレスに対する反応として、ありふれた体験といえます。しかし、コントロールできない激しい不安に、お手上げになることもあります。社会疫学研究では、男性の一九％、女性の三一％が、一生のうちにいずれかの不安障害になるということです。一九九八年の人口調査では、一九〇〇万のアメリカ人成人が一生のどこかで不安障害を経験しています。

パニック発作では、男女を問わず、息がつまるような感覚に陥り、心臓発作を起こし、気がおかしくなり、コントロールを失うほどの強い不安を伴います。そのほかの典型的な症状は、うずくような感覚、がんがん鳴る耳鳴り、震え、窒息感、胸痛、発汗、心悸亢進などです。多くの場合、睡眠中に飛び起きてしまうような「夜間パニック発作」と呼ばれるパニックまで経験します。年間に、一般人口の三〇～四〇％はパニック発作を起こしますが、幸いにもそのほとんどはパニック障害にはなりません。パニック障害の生涯有病率はおよそ三・五％です[注]。パ

（注）Kessler, R., McGonagle, K., Zhao, S. et al.: Lifetime and 12-month prevalence of DSM-Ⅲ-R psychiatric disorders in the United States. Results from the National Comorbidity Survey. Arch. Gen. Psychiatry, 51; 8-19, 1994.

ニック障害の人の多くは広場恐怖を経験します。広場恐怖とは、パニック発作が起こりそうな場所や状況への恐怖、あるいはパニック発作が起こったときに逃げるのが困難な場所や状況に対する恐怖です。たとえば、広場恐怖のある人はひとりで外出することやスーパーマーケットに行くこと、列車や飛行機で旅行すること、橋を渡ること、高い所に上ること、トンネルを通ること、広い平原を横切ること、エレベーターに乗ることを避けます。広場恐怖は、苦しんでいる本人のみならず、毎日の仕事や使い走りに同伴を求められる友人や家族にも負担がかかるものです。

キャロル・W・バーマン医師による本書『パニック障害100のQ&A』(*100 Questions & Answers About Panic Disorder*) は、パニック発作に罹患した人、さらには、よくあることですが、ときには無力を感じてしまうような事態を充分に理解したいと思っている友人や家族、雇用者、職場の同僚などのニーズを充分に満たすものです。本書はわかりやすく、かつ簡潔なスタイルで、一般の読者のために書かれており、この状態にまつわる、ごく一般的な質問や、あるいは一般的ではないが非常に差し迫った質問までを扱っています。なるべく専門用語を使わずに、診断、病因、病気の経過、対処戦略や治療を含むパニック発作のすべての側面を網羅しています。どうしても専門用語が必要なときには解説を入れてあります。臆病になって聞けなかったり、尋ねるのを忘れたり、または単に尋ねる時間がなくなって聞けなかった質問に答えてくれます。

経験ある精神薬理学専門医であるバーマン医師は、才能のある作家でもあり脚本家でもあります。このためパニック発作のすべての局面をくわしく述べるだけではなく、読み物としてもおもしろいものになっています。この簡潔な書物の中に、患者さんやご家族に対する最も当を得た質問に加え、この疾患の病理・生理学や治療に関する科学者の知識を描出するための臨床家の熟練したアートと、教育的でおもしろくわかりやすい手法で、このすべての高度に複合した情報を統合し伝える作家としての才能を披露しています。

パニック発作に苦しんでいる人、またはそのご家族にとっての朗報は、この発作に利用できる非常に有効な治療法があるということです。これは近代医学の「サクセスストーリー」のひとつといえるでしょう。バーマン医師の本は、これから、臨床家のみなさんや患者さんに確実に評価される貴重な一冊となるでしょう。

ニューヨーク大学医学部精神科　臨床准教授
デイビッド・L・ギンスバーグ医学博士

はしがき

自分の仕事のことを考えながら仕事机にすわっていると想像してください。そのとき、出し抜けに胸から喉にかけてものすごい感覚がこみあげてきます。心臓がおどりだす。息ができない。汗をかき、震え、めまいが起こる。心を落ち着かせるために、すわっている椅子をつかみながら、「どうしたのかしら？　頭がどうかなってしまったの？」と考えます。

その答えは、パニック発作が起こったということです。あなただけではありません。アメリカの人口の約二％もの人がパニック発作を経験しています。つまり五十人にひとりということです。あなたを助けるために、多くの治療薬や治療法を利用することができます。本書は、あなたの多くの質問に答えるために書かれました。

私は精神医学の専門医として、パニック発作で苦しんでいる多くの患者さんを治療しています。パニック発作を起こした新しい患者さんが正しい治療を受ければ、一カ月かそれ以内にパニック発作が消える確率は九〇％です。精神障害で苦しんでいる人の場合はふつう、このように予後の良いということはありません。たとえば統合失調症や強迫性障害の患者さんの場合、治療の有効率はもっと低くなります。

パニック障害では、最悪の問題は、パニック発作自体に対する恐怖です。この恐れが広場恐怖を引き起こします。患者さんがあまりに恐ろしくて外出できないという状況です。この本を読めば、パニック発作とは何か、いかに脳が身体に誤った警告を送るか、どのようにパニック発作と戦えばよいか、パニック発作をどのように追い払うか、どんな追跡治療が必要なのか、理解できるようになるでしょう。パニック発作の特徴を知れば、その恐怖を減少させることができるのです。

私の患者でありコメンテーターであるマービンはパニック発作にたいへん苦しんでいました。最初は自分に何が起こったのか想像できませんでした。でも自分の状態についての情報で武装すると、治療や治療薬や精神療法を受け入れることができるようになりました。今ではパニック発作から解放され、存分に自分の生活を楽しんでいます。

キャロル・W・バーマン

●目次

Part 1 基本編 1

Part 2

Part 3

診断 59

Part 4 予防と治療 81

Part 5

本書を読む上での注意事項

本書は訳書なので、記載されている内容は日本ではなく、アメリカにおけることです。文化の相違により、共通点もあれば、異なる内容もあります。この点を十分に念頭においてお読みください。とくに薬剤については、日本とアメリカでは服薬量、商品名、使用法、治療薬の種類が異なります。治療薬の使い方など随所に記載されていますが、治療に関しては自己判断することなく、必ず主治医に相談され、その指示に従ってください。

Part 1

基本編

パニック発作とは何ですか？

パニック発作になると、なぜ逃げだしたくなるのですか？

私はいつも神経質です。私のいつもの不安とこのパニック発作とはどう違うのですか？

…

1　パニック発作とは何ですか?

パニック発作は、不安とは別のエピソードです。パニック発作は、心拍数の増加、心悸《しんき》亢進《こうしん》、発汗、身震いまたは震え、息切れ、窒息感、胸痛や胸部不快感、嘔気、胃痛、めまい、気が遠くなる感じ、現実感喪失、離人感、コントロールを失うことに対する恐怖、死ぬことに対する恐怖、うずき感、冷感や熱感を伴います。「正式な」パニック発作として分類するには、『精神障害の診断と統計の手引き、第4版*（DSM-Ⅳ）』に基づく表1を参照してください。DSM-Ⅳは、多くの精神科医、臨床心理士、ソーシャルワーカー、その他の精神保健の専門職が使用している、精神障害の分類を載せた参考書です。DSM-Ⅳによれば、パニック発作は少なくとも表1にあげた症状のうち、四つの症状がなければなりません。しかも、それらはいきなり出現し、十分以内にピークに達します。まれな場合を除き、これらすべての症状を示すことはほとんどありません。たいていの患者さんはだいたい五つの症状が出ます。パニック発作を不安発作と混同してはいけません。不安発作の場合は、先に述べた症状の

*DSM-Ⅳ　精神保健専門家が精神障害の診断に用いる精神障害分類の参考書。

●表1　パニック発作の特徴

定義：強い恐怖または不快を感じるはっきりほかと区別できる期間において、以下の症状のうち4つ（またはそれ以上）が突然発現し、10分以内にその頂点に達する。

①　動悸、心悸亢進、または心拍数の増加
②　発汗
③　身震いまたは震え
④　息切れ感または息苦しさ
⑤　窒息感
⑥　胸痛または胸部不快感
⑦　嘔気または腹部の不快感
⑧　めまい感、ふらつく感じ、頭が軽くなる感じ、または気が遠くなる感じ
⑨　現実感喪失（現実でない感じ）、または離人症状（自分自身から離れている）
⑩　コントロールを失うことに対する、または気が狂うことに対する恐怖
⑪　死ぬことに対する恐怖
⑫　異常感覚（感覚まひ、またはうずき感）
⑬　冷感または熱感

出現が不安のエピソードと時間的にはっきりと区別できる必要はありませんが、筋緊張、身震い、息切れ、めまいなどに非常に悩まされます。パニック発作のほうは単に心悸亢進《しんきこうしん》、めまい、コントロールを失うことに対する恐怖、熱感から成り立っていることが多いのです。これがパニック発作だということを知らないと、もっとギョッとすることになります。自分が心臓発作、あるいは何かほかの重症の身体疾患を起こしているのではないかと思うので、緊急室（ER）にまで連れていかれることになるのです。

それがパニック発作だとわかれば、呼吸法を実行したり、あるいは発作を緩和する投薬を受けることができます。あなたの発作症状が四つ以下でも、診断基準としての症状が欠けていても、それはやはりパニック発作の類型であることにちがいないでしょう。パニック障害と診断されると、予期しないパニック発作を起こしたり、また以後少なくとも一カ月以上は、パニック発作を起こすのではないかと心配することになります。**パニック発作のことで悩まないとしたら、それはパニック発作ではありません。**パニック発作の患者さんは、ある期間パニック発作がなかったとしても、再度パニック発作が起こるかもしれないといつも心配しているものなのです。

マービン*のコメント

私がパニック発作を起こしたときの症状は、心悸亢進、めまい、胃痛、死ぬことに対する恐怖だけでした。バーマン先生が言うように、表1にあげた症状のうち、ちょうど四つの症状があればいいのです。四つの症状で、もうたくさんでした。これ以上症状が増えたら、我慢できなかったでしょう。はじめてパニック発作を起こしたのは、車を運転し、橋を渡っているときでした。路肩に車を寄せ、強く胸をわしづかみに押さえ、数分頭を上げることができませんでした。わずか三十八歳で死期が訪れたと思いました。緊急室へ行きたかったのですが、そうかんたんにはいかないことを知っていました。友人のナースが、医師に診てもらうには長時間待たねばならないと言っていましたから。この状態では、とうてい待つことなどできそうもありませんでした。結局、最後まで我慢しました。二度目のパニック発作は二、三日後でした。私はかかりつけ医にアポイントをとりました。彼は「大丈夫だ」と言ってくれましたが、信じら

＊マービン（Marvin Taubert）バーマン医師の患者であり、本書のコメンテーター。数年前にパニック発作と診断され、その障害が強かったため、しばらくの間は車を運転することも、また自宅から出ることもできなかった。しかし、幸運にも薬物治療と精神療法の治療を早期に始めることができ、今では仕事をしながらバスケットボールを楽しむまでになっている。

れませんでした。私はまさに、大丈夫という感じではなかったのです。そしてようやくバーマン先生がパニック発作の診断を下し、Celexa®の投薬が始まりました。この薬を服用して二週間で楽になりました。すばらしいことに、この一連の恐怖体験には病名があり治療があるということを知ったのです。

2 パニック発作が起こると、なぜ逃げだしたくなるのですか?

パニック発作が起こると、身体からエピネフリン*が放出され、臓器にあふれます。ほかにアドレナリンとも呼ばれるエピネフリンは、「闘争・逃走」の化学物質で、人に敵や危険から逃れたりこれと戦ったりさせることができ、人の生存にたいへん有用な特質をもっています。身体にアドレナリンが過剰になると、その結果、筋肉に糖分を供給し、激しく息をし、行動に移る準備をします。そう、もちろん逃げる準備ができたということです。しかしながら、パニック発作は誤った警告ですから、緊急の危険が迫っているわけではありません(一六ページ、質問6参照)。逃

***エピネフリン** アドレナリンとも呼ばれ、ストレス刺激のあと身体に分泌される化学物質のホルモン。恐れや不安に関連した生理を刺激し、敵や危険から逃れたり、それと戦ったりすることを可能にさせる〝闘争・逃走〟化学物質。

げるかわりに、すわって深呼吸をし、認知行動療法*（cognitive behavioral therapy：CBT）を用いることです（九四ページ、質問41参照）。衝動的に逃げるのは、ふつうは誤った行為です。

激しいパニック発作が起こったときに市バスに乗っていたという患者さんがいました。そのとき彼女はどうしたらよいかわかりませんでした。結局本能にしたがって逃走し、足首を痛めることになりました。いうまでもなく、走ろうとする強い衝動を我慢したなら、疼痛、苦痛、時間や収入の損失は避けられたでしょう。彼女はパニック発作であったことを認識したので、自己をコントロールすることができ、もう逃げることはありません。さらに、服用している薬剤が効いて、ほとんどパニック発作はありません。

船や地下鉄、劇場やそのほかの場所から逃げだす人もいます。こうした感覚には、小さな空間に閉じ込められるという思い込みや、パニック発作のひどい恐怖体験が隠れています。

逃げだしてもパニック発作の実際の症状を止めることにはなりません

***認知行動療法**　認知療法は認知の誤りやゆがみを修正し、行動療法は行動することで行動そのものを変化させることを目指す治療法。両者を組み合わせたものを「認知行動療法」という。

が、逃げだせば自分の気持ちをまぎらわすことになります。しかし、いずれ発作は二〜三分で終わりますから、脱出したときにはパニック発作の症状は終わっているのです。

3 私はいつも神経質です。私のいつもの不安とこのパニック発作は、どう違うのですか?

パニック発作は突然起こり、不安のエピソードがあり、全般性不安[訳注]（七一ページ、質問31参照）とは違います。全般性不安はどこでも生じ、ほんの短い時間でおさまる場合も、また一生続く場合もあります。

不安は、心悸亢進《しんきこうしん》やほかの身体の異常感覚、たとえば発汗、緊張、脈拍の増加などを引き起こします。それは危険に対する恐れや、予想される危険に対処できないのでは、という気持ちです。たいていの人は不安をいだくものです。不安は現実問題から人を守ることができますが、多

訳注　**全般性不安**　本文中に「全般性不安」と「全般性不安障害」という言葉が出てくるが、同じ意味で使用されている。

くの場合、個人の生活を制限し、不快にします。多くのジャーナリストが、私たちが生活している現代について記事を書き、「不安の時代」と呼んでいます。不安障害は精神医学では最もありふれた障害（病気）で、しかも不安は、とくにパニック障害がそうであるように、精神疾患の一要素でもあります。背景に不安を有する疾患の数は驚くほどたくさんあります。強迫性障害、社会恐怖、外傷後ストレス障害（ＰＴＳＤ）、全般性不安障害、広場恐怖、物質誘発性不安障害などがそうです。不安に対する治療はもっと発展するべきです。現在用いられている薬物治療と精神療法では、必ずしも充分とはいえません。

好都合なことに、パニック障害に用いられている薬剤はたいへん有効で、ほかの多くの不安の問題に比べても有効性があるということです。パニック障害自体の治療は、全般性不安障害、強迫性障害、社会恐怖よりかんたんです。Xanax®やZoloft®などの選択的セロトニン再取り込み阻害薬*（ＳＳＲＩ）といわれる抗うつ薬を服用すれば、パニック発作は比較的短期間でコントロールできます。全般性不安障害の場合、患者さんは何年も前記のふたつの薬剤の投薬を受け、さらに精神療法を受け、し

＊**選択的セロトニン再取り込み阻害薬（ＳＳＲＩ）**　抗うつ薬の一型。セロトニンが再び神経受容体に取り込まれないので、

かもなおその状態に苦しむことになります。一時的には最悪の気分になりますが、治療の点からは、ほかの病気よりパニック障害にかかるほうがはるかに良いといえます。

マービンのコメント

私はこれまで神経質でした。子どものころから、手のひらが汗びっしょりで、胃のつかえがありましたが、このパニック発作は想像以上のものでした。一から一〇の尺度で、二か三の不安レベルで生活しているとして、パニック発作は一〇かそれ以上でした。パニック発作はいつもの不安と同じようなものとは思えませんでした。パニック発作は際立った異常で、限界をこえていました。私はバスから逃げだし足首を負傷した患者に共感できます。パニック発作のとき、私もその場所から逃げだしたい気分でした。ひたすら自分自身の体に起こっていることではないと念じて、そこから逃げだそうとするのは、浅はかなことです。自分自身の治療をすることで、本当の感覚を取り戻し、不安を和らげることができました。

神経細胞により多くのセロトニンをもたらし、パニック発作を減少させる。Prozac®、Zoloft®、Paxil®、Celexa®、Lubox®、Lexapro®のような薬剤がある。

4 現実感喪失とは何ですか?

現実感喪失*とは、パニック発作の患者さんが陥る非現実感や現実感の変容のことです。ときに、夢の中や別の次元にいるように感じることがあります。今起こっていることが現実ではないと感じるのです。統合失調症や薬物精神病の患者さんは同様に現実感喪失を経験します。パニック発作の患者さんはとくに現実感の消失に驚きます。できるだけ強く現実にしがみつこうとしているのに、それが自分から逃げてしまうように思えるからです。

*現実感喪失　非現実的な感覚、あるいは自分のまわりが非現実的になる。しばしばパニック発作時に生じる。

私の患者さんのひとりは、パニック発作になるといつも、地下鉄にいるほかの人がロボットのように見えると言います。現実感喪失のエピソードにはとても戸惑います。他人から隔離されているように感じたり、ほかの人がまるで機械操作で歩いているロボットのように見えるのですから。でも適切な投薬が行われれば、この現実感喪失のエピソードはそんなに頻繁に起こらなくなります。

統合失調症の患者さんでも同様のことが起こります。しかし、その現象に、パニック発作の患者さんほど困ることはありません。薬剤によって誘発された現実感喪失エピソードも、自分で一時的なものであることを認識しているために、我慢できるのです。事実、マリファナやＬＳＤの薬剤を使用して自ら現実から逃れる人もいますから。そういう人たちは、現実は居心地が悪いため、むしろ夢の世界にいたいのです。

パニック発作の患者さんの多くは、現実との接触を断たれることが極端にこわいのです。このため、まず第一に、アルコールを飲んだり薬剤を使用したりしません。ですから、現実感喪失を経験すると、ほかのだれよりも動転するのです。**恐怖そのもののために、現実から隔離され、現実ではないと感じさせる不思議な化学物質が身体にわいてきます。**治療中、精神科医や臨床心理士は、パニック発作の患者さんが現実感喪失を体験しないように、深呼吸やほかの練習を通して自己学習する方法を教えます。

5 離人症とは何ですか？

離人症*は、自分自身のように感じない、自分自身でふるまっているように感じない状態です。パニック発作の患者さんは、外から自分自身を眺めているように感じると言います。

絶えず離人感をもっているパニック発作の患者さんを診たことがあります。彼は自分の視野の内側にいるということを確信できず、つねに「自分自身の外側にいる」と感じていました。現実と非現実を区別できても、この奇妙な感覚を払拭することができませんでした。彼はこの精神状態に非常に心を痛め、終日そのことを気に病んでいました。自分の手足はほかの人より大きいように感じられ、自分自身を引きずりまわしているのだと思っていました。彼を見ても、だれも異常だとは思いませんでした。彼は統合失調症患者でも解離性障害患者でもありません。彼を紹介した神経内科医は、片頭痛や脳腫瘍などではないと診断し、低血糖症（血糖値の低下）や甲状腺機能低下症（甲状腺の機能の低下）でない

***離人症**　自分自身のような感覚がなくなり、自己や身体から分離した感覚。しばしばパニック発作で生じる。

ことも診断してくれました。最後に、離人症を随伴するパニック障害であるという結論にいたりました。しかし彼は投薬を拒否し、精神療法を中断したので、それ以上治療することはできませんでした。

たいていの場合は、この例のように極端な離人症があるわけではありません。パニック発作の患者さんはふつう決まって、パニック発作と関連して離人症の期間に入り、その期間から脱します。パニック発作になったら、それに対処する最良の方法は、万事大丈夫であり、すぐ自分を取り戻すということを自分に言い聞かせることです。恐怖のために、自分自身との間に距離が生じたり、自分の身体でないような感じにおそわれるのです。深呼吸をしながら、すわって、木製のテーブルのような硬いものにすがっていれば、すぐにもとの自分自身のように感じるようになります。離人症の症状が長く続くことはほとんどありません。ここにあげた患者さんは、まれで例外的なものです。

6 パニック発作の原因は何ですか?

仮説のひとつは、脳内の警告システムが誤って作動するために、パニック発作が起こるということです。この領域は、そこにある神経細胞が青色をしているために、*青斑核《せいはんかく》と呼ばれています（図1）。アドレナリン作動性（アドレナリン様）神経は青斑核に存在します。こうした神経細胞の軸索《じくさく》（神経インパルスを細胞体から伝導する神経細胞の一部）は大脳皮質、辺縁系《へんえんけい》、視床《ししょう》、視床下部《ししょうかぶ》につながっています。ノルアドレナリンの過剰負荷が起こると、誤った警告が鳴り出します。そうすると、パニック発作の患者さんではアドレナリン（エピネフリン）があふれ出

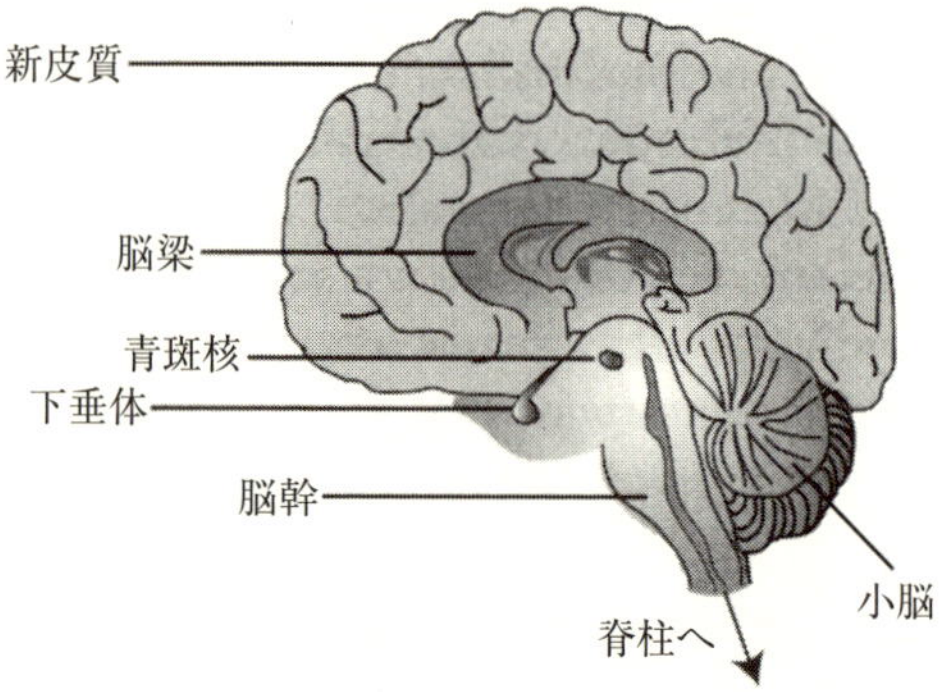

●図1　人の脳の構造

*青斑核　橋にある、外見が青い神経細胞の集合。多数のノルアドレナリン作動性神経細胞を含有している。パニック発作のときに、誤って引き金を引く脳の領域。

し、このために、まわりで何も悪い事態が起こっていないのに、恐怖におびえ、「闘争・逃走」反応の引き金を引くことになります。もともと人類は、自分を敵から守り危険な状況からすぐに逃走することを必要としてきたために、こうした生物学的な制御系を進化させてきました。どの警告システムも同様に、誤った方向に作動しがちです。警告システムの機能不全は受け継がれてきたものと考えられています。最近では、パニック発作が脳内のGABA*（γ-aminobutyric acid）やセロトニン系の異常により引き起こされるというデータもあります。たしかに、多くの人が言っているように、**パニック発作は神経系における化学物質の不均衡により引き起こされ、患者さんの想像からくるものではありません。**パニック発作の正確な原因などについては、まだ解明されていません。海《かい》馬《ば》は辺縁系*の重要な部分である脳室底部に長く延びた構造物です。辺縁系は、感情や意欲に関係した大脳皮質の下部に位置する一群の脳の領域です。この脳の領域がパニック発作に関係しているかは明らかではありません。これらの領域のことを知るにはさらなる研究が必要です。いずれにしても、パニック発作が起こったときには「脳がこわれている」の

***GABA（ガンマアミノ酪酸）** 最も豊富な中枢神経系アミノ酸で、神経伝達を抑制するように働く。パニック障害ではこれが機能不全になる。

***辺縁系** 脳の構造で、視床下部を含み、嗅覚や情動や行動の責任部位。

ではなく、警告システムが誤作動しているのです。抗うつ薬を服用すると、その薬剤は脳内の青斑核に入っていき、神経受容体*のダウン・レギュレーション訳注は誤作動した警告システムが治癒していく過程といえるものです。一年間抗うつ薬で治療すれば、パニック発作の症例の五〇％において、そのあとにはパニック発作のない生活がやってきます。

マービンのコメント

パニック発作は身体に原因があり、想像の産物ではないということを知ることはすばらしいことです。自分がパニック様の感覚を想像して作りだしていると思っていたので、不快な思いを何度もしました。意志を働かしてそれを追い払おうとしました、心の平静を取り戻すよう自分に言い聞かせました。でもできませんでした。さらにこのために自分自身を恐ろしいと感じるようになりました。私はバーマン先生の使っている、誤った警告システムのある家に関するたとえが気に入っています。このたとえは手にとるようにわかります。自分には悪い警告システムが作動していると信じていれば、自分を責めたりはしませ

＊**神経受容体**　神経伝達物質のような特殊な要素に結合する神経細胞上の構造的なたんぱく分子。

訳注　**ダウン・レギュレーション**　薬理学的活性物質の繰り返し投与の結果生じる受容体数の減少などのこと。

ん。きっといつか、問題のもととなっている脳のこの領域が調整され、落ち着いてくるでしょう。この問題が身体的な化学物質の不均衡によるものとわかれば、両親が私を間違って育てたのだなどと不平を言わなくてもよいのです。私は両親が好きです。両親は私を正しく育ててくれたと信じています。

7 パニック発作で死ぬことがありますか?

しばしばパニック発作のある人は死ぬのではないかとさえ感じるようですが、パニック発作で死ぬことはありません。心臓発作が起こったと恐れるため、患者さんは何度も救急室に運ばれます。心臓発作に似た、腕に刺すような痛みや胸痛があっても、心電図*（EKG）と血液検査をすると身体的な異常所見がないことがわかります。脳内で起こっている誤った警告のために、今にも死ぬと思い込んでしまうのです。パニック発作の患者さんが立ち向かうべき主な対象は恐怖です。診断がついて治療を開始すれば、不安が減少し、パニック発作で死ぬのではないかと恐

***心電図**　心臓の電気活動の記録で、心臓の統合的な活動電流を表す。心血管系の問題や疾患ではないと診断するのに有用な検査。

れる機会は最小限となります。**パニック発作が起こったとしても、何も特別な危険はないのです。**アドレナリンがあふれても脳や身体に害はありません。それは、人が適応することができるふつうの状態です。もちろん、パニック発作の患者さんはこの状態になれば恐怖感をいだきますが、結果的に検査上身体的な問題がないとわかれば、ふつうは気分が良くなり、その状況に適応することができます。死ぬのではないか、コントロールを失うのではないかという恐怖がパニック障害の恐怖の中心なのです。パニック発作の患者さんは結果的にはコントロールが過剰になっているのです。治療は、深呼吸、リラクゼーション技法や感情の状態に共感することを通して、「症状を緩和させる」ことからなっています。患者さんが自分自身でコントロールしすぎると、自分の本来の感情を得ることができなくなります。

8 なぜパニック発作時に心悸亢進や動悸が起こるのですか?

パニック発作時、アドレナリン（エピネフリン）の弾丸が身体を駆け巡ります。アドレナリンが神経を介して心臓を刺激します。危険にさらされた人間が「闘争・逃走」を強力に発揮できるように、心臓はより速く血液を拍出します。唯一注目すべきことは、危険など迫っていないということです。動悸《どうき》*によって心拍のリズムや心拍数の変化によってもたらされる心臓の鼓動を自覚できるので、たいていの患者さんは動悸を体験すると、不安が増強します。動悸は心臓病の特別の病型を示しているわけではありません。患者さんが、心臓が「どきんどきんする」「レースをしているような」「はばたくような」「止まりそうにばたばた動く」などと表現すると、心臓専門医は精神科的な原因を考えます。不安をもった患者さんは、自分の心臓のリズムや心拍数の変化をより大きく感じます。器質的な心疾患をもつ人はその異常にだんだん慣れていく傾向にあり、心臓に不安を抱く患者さんほど症状に気づくことが少ないのです。自分の心臓の存在を意識し、心臓のことを思い悩むなら、あなたは精神科的な問題を経験しつつあるのであり、心臓自体の問題ではありません。心臓がレースのようにどきどきしていると感じるときは、自分の心臓に

＊動悸　心臓の鼓動や拍動の感覚。しばしばパニック発作で経験される。

とらわれないことです。リラックスして、それが正常な機能の一部であることを理解することです。心電図の結果が出れば、心臓には問題がなく、それはパニックにすぎないとわかるでしょう。

9 パニック発作で気を失うことがありますか?

単なるパニック発作の最中に気を失うことは少ないのですが、めまいを感じることはよくあります。第一に、ふつうに呼吸し、過呼吸をしないこと。過呼吸はめまいや失神を引き起こすプロセスです。パニック発作中に失神したということを聞いたことはありますが、少数の例です。意識消失もしくは失神はいわゆる血管迷走神経反射*であり、血管に対し迷走神経が作動することです。これは健康人が経験するごくふつうの失神です。パニック発作や、とくに暑くて人でいっぱいの部屋にいるような感情的なストレスがかかったときに起こります。生理学的には、大幅な血圧の低下があります。心拍出量は正常ですが、通常のようにその低

***血管迷走神経反射**　血管に分布している迷走神経の活動に関連。意識消失につながる。

下に反応して血圧を上昇させることができません。迷走神経は心臓に対して、心拍を遅くし（徐脈）、それから心拍数を増加させ（頻脈）、さらに血圧を低下させ、脳循環血液量の減少をきたします。失神することもあります。失神は頭を何かにぶつけなければ危険ではありません。通常パニック発作中に失神を起こすことはありません。しかし、失神すると、パニック発作の患者さんは心配になります。コップ一杯の水を飲むことで、恐怖から気をそらし、失神を未然にくいとめられることもあります。

10 パニック発作を起こしたとき、なぜ赤面するのですか？

情緒的に顔や頸部が突然、短時間赤くなる赤面という現象は、一般に、パニック発作が社会的または仕事上の不安に関係しているときに生じます。パニック発作がなくてもこの現象を経験する人はおおぜいいます。聴衆の面前で話をしたり遂行したりすることを極度におびえたり（すなわち「あがる」こと）、また日常の社会的なやりとりの中でこうしたことが起こることがあります。赤面すれば、実際に自分の恥ずかしさやそのほかの情動が人にわかってしまうので、さらにきまりが悪くなります。紅潮は皮膚表面の血管拡張*、つまり血管内腔が広がることによって生じます。おそらくこれもアドレナリンの増加によって起こるのです。

赤面のために自分がパニック発作を起こしていることを人に察知されると思ってしまうので、パニック発作をもつ人にとって赤面は最も困る症状のひとつです。大半の聞き手は、パニック発作の患者さんが考えているほど話し手をじろじろくまなく見てはいないということを、私はいつも話しています。聞き手はたいてい、あなたの皮膚に起こっている赤面のようなささいなことには気づかないものです。大事なことは、自分のする話に注意を集中し、赤面や動悸《どうき》のような身体的な感覚を無視することです。パニック発作の患者さんは、人が気にしないような感覚にとらわれてしまうといわれます。こうした要素に過度に焦点をあてれば、さらに不安をかきたて、パニック発作を誘発します。このような問題には、リラクゼーション技法と投薬が効果をあらわします。話し手が赤面

***血管拡張**　血管が広がること。皮膚表面において、ほてりや紅潮が生じる。アドレナリンの増加によって生じる。

したり震えたりしていたか聞かれたとしても、たいていの聞き手は思い出せません。言いかえれば、話し手の神経質な面を示すささいなことには気づいていないということです。パニック障害になれば、話し手は自分自身の不安に過剰に注意が向いてしまいます。あなたを見ている人はそんなことには気づかないのだと知ることは意味のあることでしょう。

11 高い山に登ったり、酸素の少ない場所にいるときにパニック発作になることに気づきましたが、なぜですか?

パニック発作は、身体の中の酸素（O_2）が低いことや二酸化炭素（CO_2）が高いことと関係があります。理由は明らかでありませんが、低O_2、高CO_2により、パニック発作を起こす脳内の誤った警告システムに火がつくのかもしれません。パニック発作を頓挫させる古いテクニックのひとつに、有効な薬剤を使用する前に紙袋を口にあてて呼吸させる方法があります。この方法で、過呼吸*がしずまり、パニック発作が止まることがあります。

*過呼吸　激しく呼吸をすることで、パニック発作のときに生じることがあり、めまい感、意識消失を起こす。

あります。紙袋を使って呼吸すると、O_2濃度を上げるように呼吸器系が制御されるのです。

しかしながら、ロッキー山脈のような高所にいる場合、呼吸器系は充分に代償機能を働かせてO_2を増加させたり、CO_2を低下させたりすることができません。この場合は、紙袋を使って呼吸しても役に立ちません。また、おそらくこの方法は、パニック発作がおさまるまで極端な恐怖から患者さんの気をそらしてくれるのでしょう。パニック発作に苦しんでいる人は過呼吸常習者としても知られており、この過呼吸は血中のより高いアドレナリンレベルによって起こります。適度に呼吸をすることや行動療法を学べば役に立ちます。自分で過呼吸やパニック発作を感じたら、横になり、両手を腹部のところにおき、意識的にゆっくりと呼吸しましょう。息を深く吸い込みながら、自分の手が腹部の上でもち上がるのを感じなさい。息を吐き出すときは、腹部を抑えてできるだけ空気を吐き出すようにしなさい。こうすれば、速い呼吸パターンを止め、パニック発作を止めることができます。

12 子どものときにいじめを受けました。大人になった今、これがパニック発作の原因になっていますか？

あらゆる種類の幼少期の精神的外傷体験は、パニック障害を引き起こす可能性があります。なぜなら、そのような外傷体験はエピネフリンやセロトニン産生を制御し、実際に脳内の化学現象を変化させる脳の中枢の過度の刺激を引き起こすと思われているからです。幼少期にトラウマ歴のある患者さんは、よくパニック発作で医者を受診します。私たちは、パニック発作の制御をしてから、いじめやその他の幼少期の精神的外傷体験などの背後の問題に手をつけるようにしています。発作に苦しんでいる患者さんに精神療法をするのは、非常に難しいからです。幸いなことに、多くの治療薬やそれを制御する技法があります。しかもたいていの場合、パニック発作を完璧に除去できるのです。パニック発作の治療に用いる選択的セロトニン再取り込み阻害薬（ＳＳＲＩ）やその他の抗うつ薬は、精神的外傷体験によってストレスを受けた脳のノルアドレナリン系、セロトニン系システムを変化させると考えられています。こうした変化が永続的に続き、パニック発作の患者さんに役に立つことがあります。脳を外傷体験前の状態に復活させることができるとまではいえませんが、それは必要ないことです。いじめのような幼少期の外傷体験を隠すことで、警戒*と不安の状態を引きずることになります。このようにつねにストレスの多い状態は神経系に負担をかけ、いためることになり、パニック障害やその他の障害を引き起こします。精神療法は、この情動の監獄から患者さんを解放し、寛解をもたらします。パニック発作の患者さんの多くは、恐怖の中で生きてきました。それらの問題を扱って、ようやく楽になるのです。

*警戒（ヴィジランス）　持続的な緊張状態で、神経系を緊張させ、不安やパニックやその他の障害を引き起こす。

13 広場恐怖とは何ですか？

広場恐怖*とは、外出や戸外にいることについての不安、もしくは逃げることが困難できまりが悪いようなある一定の場所や状況を回避することです。広場恐怖の人は、自分の家から外に出ること、雑踏の中にいる

*広場恐怖　外出や戸外にいることについての不安、もしくは逃げることが困難できまりが悪いよ

こと、列に並ぶこと、橋の上にいること、バス・列車・車で旅行をすることを恐れます。

しばしばパニック発作が起こり、そして広場恐怖となります。戸外はパニック発作に関係があり、患者さんはその戸外に対し恐怖症*的になります。なかにはその場所に自分をさらすことができる人もいますが、そこにいる間は恐ろしくて、逃げださずにはいられないのです。患者さんの多くは、仲間がいっしょであれば、こわい場所も耐えることができます。自分一人では戸外での生活をコントロールすることができないと感じているのです。なぜなら気を失いそうになったり、「頭がどうかなってしまう」と思い込んだり、さもなければ何もできなくなってしまうからです。何か起こったときには仲間が助けてくれると信じているのです。

しかしながら、自分がおかれている状況を避けていたら、旅行したり、働いたり、家事をすることができなくなります。なかには家から一歩も出られなくなる人もいます。その場合、玄関、エレベーター、階段にい

うなある一定の場所や状況を回避すること。

***恐怖症** 客観的にはパニックの状態を励起するような根拠のない、病的な畏怖や恐怖。恐怖をもたらす対象と組み合わせて、「高所恐怖症」などと使用される。

たるまで、すべての環境が問題となります。こうしたケースでは、行動心理学を専門とする治療者がその人の家庭におもむき、戸外に出るのを手助けし、条件反応を解除しなければならない場合もあります。

十年間、広場恐怖と果敢に戦った患者さんを受け持ったことがあります。重症のインフルエンザにかかったあと、アパートに閉じこもり、もはや仕事をしに事務所に行けなくなりました。心臓の診察のために医者に行かなければならなくなったとき、息子が腰をかかえ、階段を下りるのを手伝い、アパートから四ブロック先の医者のところに連れていったのです。一歩一歩が苦しそうで、戸外にいる間中、目を閉じようとしていました。

マービンのコメント

私も広場恐怖があります。週末には、土曜も日曜も、終日家にいることができます。外出しないと安心で快適ですが、ジムに行けないことや必要な雑用をすませられないことがとても気にかかります。バーマン先生は、行けないと思うときでも、なんとか自分で外出できるように励ましてくれます。それは最良のアドバイスなのです。このごろパニック発作がないので、広場恐怖にたち向かうのはずいぶん楽になりました。でも週末のスケジュールを計画することによって、広場恐怖が出てこないようにしているのです。土曜日はバスケットボールからはじめ、次にチームメイトと昼食をとります。その後、食料の買い物をし、裏庭でくつろぐために時間をとっておきます、そして最後に映画を見にいきます。日曜日は自分の財産管理の講習を受けています。予定があれば、否応なく外出することになるのです。

14 パニック発作をもっているなら、子どもをつくらないようにすべきですか？

パニック障害の患者さんの生物学的第一親等の同胞は、それ以外の人に比べ四〜七倍、パニック障害になる確率が高いのです。しかしながら、パニック発作をもつ人の五〇〜七五％には、パニック障害に罹患した生物学的第一親等の同胞がいません。子どもをもつかもたないかは、個人の選択です。科学の領域では、パニック発作に関係のある遺伝子がまだはっきりと同定されていないので、たとえばテイ＝サックス病[訳注]の遺伝子をさがすのと同じやり方で、胎児がパニック障害の遺伝子をもっているかどうかを知ることはできません。テイ＝サックス病やそのほかの危険な身体疾患をもった人の中には、次の世代に遺伝子を伝えたくないので、子どもをもつことをひかえている人もいます。しかしながら、将来、遺伝子工学はそれらの遺伝子を改造することができるところまで発達し、赤ん坊が生まれる前にそれらの疾病を取り除くことになるかもしれません。すでに、のう胞繊維症でそのような手術が行われています。外科医は遺伝子を固定し、乳児がより長く生きるのを助けることができるのです。パニック障害は、テイ＝サックス病やのう胞繊維症のように障害が強くはありません。さらに、**その遺伝子をもって生まれた人がだれでもパニック障害を発病するというエビデンスはありません。**しかし、実際には、すべての事実を知ったうえで、子どもをもつかもたないかは、あなたが選ぶことです。たいていのパニック発作の患者さんは自分にふり

訳注　**テイ＝サックス病**　有害量のガングリオシドGM2と呼ばれる脂質が脳内の神経細胞に蓄積されて起こる致命的な遺伝性疾患。常染色体劣性パターンで遺伝する。

かえってみると、母親や祖母、叔母のだれかがこれまでにパニック発作を起こしていることに気づくものです。女性は男性より罹患することが多いので、パニック発作の女性の同胞を思い出すことが多いのです。私たちは医学の発展によりパニック発作のことを心配しなくてもよい日が一日でも早く来ることを心待ちにしています。

Part 2

リスクと原因

コーヒーを飲んだあと、なぜパニック発作が起きるのですか？

充分な睡眠をとらないと（六時間以下）、なぜパニック発作が起きるのですか？

パニック障害にかかったら、アルコールは飲まないほうがよいですか？

• • •

15 コーヒーを飲んだあと、なぜパニック発作が起きるのですか？

コーヒーやその他の刺激物は、パニック発作を起こす中枢神経系経路を活性化します。すでに投薬を受けている場合は、しばらくあとになってコーヒーを飲むのは問題ないでしょう。けれども**診断と治療の開始時には、コーラやお茶などのカフェイン*の入った飲料はやめたほうがよいのです。**ハーブティーはカフェインフリーですが、エフェドラ（麻黄。エフェドリンを含む）のようなパニック発作を誘発する化学物質を含んでいることがあります。いつも何が含まれているか注意深くラベルを読まなければなりません。しばらくパニック発作がなかったのに、何かを飲んだり食べたりしたあとに再度発作が出るようになったら、その不愉快な物質が原因なのかを判断してくれる精神科医に、それをもっていくべきでしょう。たとえば麻黄（Ma Huang）は麻黄を含んだ中国ハーブであり、神経系の興奮性を高めることが知られています。これを飲んではいけません。マテ茶（Yerba Maté（Yerbaは「ハーブ」のスペイン名））

***カフェイン**　コーヒー、茶、コーラ中に含まれる中枢神経系刺激薬。パニック発作の患者さんは注意して飲用する必要がある。

は南アメリカ原産の刺激剤で、この国の人はコーヒーの代わりかコーヒーに加えて飲んでいます。パニック発作の患者さんは、こうしたハーブも飲んではいけません。飲めば、それでパニック発作が起こることに気がつくでしょう。

マービンのコメント

私はコーヒーを飲んでも問題はありません。じつは、コーヒーを飲まないと、パニック発作のようになったり、禁断症状のようなものを感じます。コーヒー、お茶、チョコレートに対しては、人によって異なった不安反応をもっていると思っています。それが食べ物になると、私はまったく大丈夫なのですが、薬になると奇妙な反応を起こします。以前に、睡眠の助けにBenadril®を飲んでみました。医者は大丈夫と言っていましたが、それによってパニック発作が起きました。そのときから、それを飲むのをやめました。それぞれに自分の反応に気づき、その反応のしかたを尊重するべきだと思います。

16 充分な睡眠をとらないと（六時間以下）、なぜパニック発作が起きるのですか？

睡眠不足はパニック発作を引き起こす体内ホルモンやその他の化学物質を刺激することがあります。**パニック発作に対処する最良の方法は、睡眠と食事を充分にとり、できるだけライフスタイルを規則正しくすることです。**ある学生の患者さんは毎晩午前四時まで夜更かしをしていました。朝八時半に起きて、ざっと朝食をとり、急いで授業に出かけていきました。パニック発作が始まったとき、眠るためにベッドに入るのさえ気になり、寝入るのがこわくなり、そして夜どおし起きていたものです。パニック発作は睡眠不足が高じるにしたがって悪化しました。ようやくその患者さんは治療におもむきました。睡眠を誘う抗うつ薬Zoloft®を投薬され、遅くとも深夜までにベッドに入り、八時に起きるように言われました。このアドバイスにしたがい、良好な結果を得ています。抗うつ薬が効く前に（三週間）、もう楽になり、感じるパニック発作の頻度が減少しました。その患者さんはZoloft®を服用しながら食事を規則正ししくとらなければならないとわかっていたので、規則正しい朝食、昼食、夕食のスケジュールをつくりました。二カ月間まったくパニック発作が起こらなかったので、「治った」と思って、以前のように、規則正しく食事をせず睡眠をとらない生活習慣にもどってしまいました。そしてパニック発作は再発したのです。けれど、すぐに良い生活習慣に戻したので、病状は改善しました。

そのほかにも、睡眠不足がパニック発作を誘発した事例をたくさん知っています。パニック発作にかかったら、自分の身体に細心の注意をはらわなければなりません。元気なときに培ってきただらしない習慣を排除して、充分な睡眠やより良い食習慣を育む必要があります。自分の身体に細心の注意を心がけ、健康になることに専念することが必要です。毎晩同じ時間にベッドに入り、八時間睡眠をとることは、わがままなことではなく、非常に重要な習慣です。

17　パニック障害にかかったら、アルコールは飲まないほうがよいですか？

アルコールがパニック発作の引き金であることに気づいている患者さんもいます。一方、アルコールがパニック発作を防止することに役立つことに気づいている患者さんもいます。肝心なのは、できるだけ健康的な生活を送ることです。私は酔っ払い運転（DWI）であまりに多くの呼び出しを受け断酒を決めたアルコール症の患者さんを担当したことがあります。数カ月間禁欲生活を送ったのち、パニック障害となりました。多くの人のように飲酒を再開するのではなく、私のところを受診しました。私は選択的セロトニン再取り込み阻害薬（SSRI）のフルオキセチンを処方し、週一回の精神療法を設定しました。毎日起こるパニック発作が止まるのに五週間かかりました。アルコールは、パニック発作によく処方されるXanax®やAtivan®などのベンゾジアゼピン系薬剤と同じくGABA*受容体に結合します。おそらく彼は何年もアルコールでその受容体を過剰に刺激していたために、突然のアルコール離脱がパニック

***GABA（ガンマアミノ酪酸）**　最も豊富な中枢神経系アミノ酸で、神経伝達を抑制するように働く。パニック障害ではこれが機能不全になる。

発作の引き金になったのでしょう。また、もともとパニック障害をもっていたのに、アルコールを飲んでいる間それが隠蔽されていた可能性があります。いずれにせよ、慢性飲酒より優れたフルオキセチンと精神療法により、パニック発作は完璧に寛解となりました。抗うつ薬を服用すると、彼は以前のようにはアルコールを飲みたいと思わなくなりました。その人の投薬が飲酒に支障を及ぼさなければ、少しくらい飲酒してもよいということになるかもしれません。しかし、多くの抗うつ薬やパニック障害のための共通の治療薬はアルコールと併用してはいけません。食後の少量のアルコール（グラスに半分）はよいかもしれませんが、あなたの身体がどう反応するか試してみるために治療薬をいっしょに飲んではいけません。なかにはこういう場合もあるのですが、早く酔うようであれば、それ以上飲んではいけません。しかしながらもしもほとんど影響がないようであれば、ご希望に応じて週に二〜三回は少量であれば飲んでも差し支えありません。本来はAtivan®やほかのベンゾジアゼピン系薬剤を服用しているときにアルコールを完全に断つことがベストです。

18 女性は男性よりパニック発作にかかりやすいと聞きましたが、それは本当ですか?

女性と男性の比は、広場恐怖のないパニック障害の場合は二対一であり、広場恐怖をもつパニック障害の場合は三対一ですが、その理由は不明です。おそらく、異なる脳内ホルモンに起因するのでしょう。女性に比べて男性は少数ですが、それでも多くの男性がパニック発作にかかっています。男性の場合はパニック発作を過小に申告し、飲酒やドラッグで「苦境に耐えている」のかもしれません。私の患者さんのひとりは、毎日のドラッグ使用をやめるまで、パニック発作があることに気づいていませんでした。それからは週三回パニック発作が起こりました。たとえば、ペンシルバニアのアーミッシュ[訳注]のように、男性がアルコールやドラッグを使用しない地域社会では、女性より男性のほうがパニック発作を有する比率が高いのです。おそらくアルコールやドラッグのような物質はパニック障害を隠すのでしょう。男性が自分がパニック発作をもっていることを認めたがらないのは、「女性の側の問題」として考えられているからです。

訳注 **アーミッシュ** アマン派の人々。ジャコブ・アマンが創始したメノー派の一分派で、おもに十八世紀にアメリカに移住。現在ペンシルバニアなどに居住し、きわめて質素な服装で、電気や自動車を使用しないことで知られている。

19 アフリカ系アメリカ人、コーカサス人、ヒスパニック（ラテン系アメリカ人）、アジア人、アメリカ先住民、その他のエスニックグループは、ほかの人たちに比べてパニック発作を起こしやすいですか？

アメリカ在住のエスニックグループは、ほかの人に比較するとパニック発作を起こしません。しかしながら、パニック発作を頻繁に報告しているグループもあれば、パニック発作の重要性を否定したり無視したりするグループもあります。「不屈の精神」型の環境への対処態度は、北欧系の家系や大多数のアメリカ文化圏で優勢で、一方南欧やアフリカや南米では不安などの情動的な問題に対する許容度が高いのです。アジアでは精神障害にかかることは社会的に排斥されることになる可能性があり、しかもさらに昔は、精神病患者は屋根裏部屋や小部屋に鍵をかけて閉じ込められました。そうした虐待や否定的な態度がなくならなければ、自分がパニック発作をもっているということを進んで認めるようにはならないでしょう。私たちの北米文化では、パニック発作は違和感をもってとらえられ、患者さんはパニック発作を起こすことを気づかれなければいいのにと思っています。

エスニックグループによって、治療薬に対して異なった反応を示します。たとえばアジア人は白人よりも、投薬量がより少ないという傾向があります。おそらく、アジア人のp-450肝酵素系[訳注]は活発でないのかもしれません。理由の如何にかかわらず、アジア人はその他のエスニックグループでは少量かあるいは標準と考えられている量で、より多くの副作用や毒性さえ出ることがあります。医者もまた、適宜投薬量に配慮し、調節する必要があります。また、さまざまなエスニックグループの報告の違いを知り、精神障害を軽視する文化圏に属するかどうか、患者さんに詳しく質問することも必要です。間接的にほかの医者や友人や親戚から情報を得ることが必要になることもあるでしょう。

訳注 **P-450肝酵素系** 肝臓の酵素系のひとつで、代謝を行い、さまざま薬剤や栄養物を分解する。

20 年齢は病気のひとつの因子ですか?

たしかに、年齢はひとつの因子です。ふつう青年期後期から三十代半ばまでにパニック発作が起こります。年齢の高い人の場合は、その原因が甲状腺機能亢進症や低血糖であるかもしれません。私は晩期発症のパニック発作の患者さんを何人か受け持ったことがあります。そのうちのひとりは、五十代半ばではじめて発作を起こしました。その年齢では、心疾患を疑うのがふつうでしょう。彼は心臓専門医から、心電図、心エコー、血液検査やその他の検査を含む徹底的な精密検査を受けました。すべての検査は正常でした。彼はパニック発作という診断を受け、首尾よく、一日一回Lexapro®一〇ミリグラムを処方され、一年間服用を続けました。その後、治療薬をやめることができ、パニック発作から解放された幸運な患者さんといえます。少なくとも二年の追跡治療期間の間、私が治療しました。もうひとりの患者さんは診断した時点で七十歳でした。彼女は大うつ病であり、外出を恐れていました。彼女の横にすわり、徹底的に詳しく病歴をとったとき、パニック発作があることを発見しました。その発作によって、早朝に目覚めてしまうのでした。彼女はその発作を心臓の鼓動、呼吸困難と恐ろしい恐怖であると表現しました。彼女がパニック発作にかかっていることを説明し、ひとつの治療薬 Zoloft® で発作とうつ病が治ることを約束しました。一日五〇ミリグラムの服用で、四週間後にパニック発作と大うつ病の両方が寛解しました。

マービンのコメント

私がはじめてパニック発作にかかったのは三〇代半ば過ぎでした。三十八歳というのが正確でしょう。内科的に心電図や負荷テストや心エコーや血液検査を受けましたが、すべて正常でした。

21 自分にパニック発作のリスクがあるか知るための遺伝子検査や血液検査がありますか?

現在、パニック発作を発病するリスクを決定できる血液検査やその他の検査はありません。精神科医はその他の身体疾患を除外するために、血液化学スクリーニング、甲状腺機能検査、血液全般の血球数などの血液検査をします。しかし、こうした**血液検査でパニック発作にかかっているか、かかる可能性があるかどうか診断することはできません**。現在、パニック発作のリスクを診断する遺伝子検査もありません。その診断は、精神科医や心理療法家の臨床的観察（診察）によって行われます。肝臓や腎臓機能の血液検査によって、身体が投薬を受けることができるかが明らかになります。その検査結果が正常範囲なら、治療薬を服用できるのです。治療開始前やすぐあとにこうした血液検査を受けることが重要です。ある患者さんはC型肝炎の感染で肝臓が悪かったので、パニック障害のために抗うつ薬を服用するとたいへん具合が悪くなりました。服用量を減らしたところ、具合が良くなりました。治療薬を使用する前に血液検査をすれば、こうした問題を避けることができたでしょう。

22 チョコレートやたくさんの砂糖を食べるとパニック発作が起きると聞きましたが、本当ですか?

チョコレート、砂糖や駄菓子を食べると発作を起こすことを示す明確な研究はありません。もちろん、あらゆる種類の病気を克服するのに、適正な食生活は欠かせません。抗うつ薬治療が始まれば、体重増加が最小限ですむように適正な食事が必要です。最近の研究ではとくに、ブラックチョコレートは赤ワイン同様心臓に良いということが示されています。だから、チョコレートを食べることに罪悪感をもたないでください。大事なことは、とくに糖尿病の場合は、糖分の摂取はほどほどにすることです。ケースレポートの中には、極端に糖分を摂取する人々はパニック発作にかかりやすいと示しているものもありますが、これは証明されていることではありません。適正な食事がどういうものかを、栄養士に相談してみるのもよいでしょう。すべてのたんぱく質やすべての炭水化物（carbs）を多くとることを推奨するという最近の流行には安易に同調しないでください。アメリカ食品医薬品局（ＦＤＡ）が、脂質や炭水化物に対するたんぱく質の正しい割合を指し示すピラミッド型のチャートを提供しています。

23 私は僧房弁逸脱症です。これはパニック発作の原因になりますか？

パニック発作の原因にはなりませんが、＊僧房弁逸脱症《そうぼうべんいつだつしょう》（ＭＶＰ）の五〇％はパニック発作をもっています。左心室にある僧房弁が、心臓が収縮するときに、著しく後方に動き、左心房に入り込んでしまう状態で、これがパニック障害といっしょに出現するのです。ふたつの状態が関連して出現する理由はわかっていません。ＭＶＰをもつ人々は、しばしば驚くような心臓の鼓動や動悸《どうき》に気づきます。ＭＶＰは良性の状態像と考

＊**僧房弁逸脱症（ＭＶＰ）** 僧房弁が過度に後方へ動き、心室収縮時に左心房に陥入し、ときに閉鎖不全による僧房弁逆流が起こる。ＭＶＰはパニック発作に関係があるとされてきた。

えられています。歯科やその他の処置をする前に、予防的に抗生物質を飲むことが必要ですが、それ以外には、その症状をとりたてて気にする必要はありません。パニック発作の患者さんは、自分の身体感覚を無視するか、あるいはあまり気にしないようにしなければなりません。それが身体医学的に重要ではないことを、患者さん自身が知っているはずなのです。パニック発作の患者さんは自分が感じることは何でも異常にちがいないと思っているので、かんたんにこわがってしまうのです。

24　都会から田舎に移住したら、パニック発作が止まりました。転居が影響しますか?

都会の喧騒が神経にさわったり、パニック発作のエピソードを増やしたりすることに気づいている人もいます。私はニューヨーク市の真ん中に住んでいる患者さんを受け持ったことがあります。終日、騒々しい近隣や車の警笛、サイレン、バスやトラックがきしみながら通りを走る音で、彼女の睡眠障害が引き起こされました。ウッドストックに転居して、パニック発作が月三回から一回になったことに気づきました。パニック発作の減少が、静かな環境に移り住んだことによるものなのか、または治療薬のSSRIが効いたのかを説明するのは難しいことです。私なら、治療薬と新しい環境の両者が役に立ったと言いたいですね。発作の改善に多くの要因が関与しているとき、ひとつの要因に焦点をしぼるのはお門違いであり、そういう可能性は少ないものです。田舎に移住すれば、神経系やノルアドレナリン作動性神経（「闘争・逃走」神経）へのストレスが減ります。ニューヨーク市で生活しなければならないなら、ノルアドレナリン作動性神経が刺激され、さらに青斑核《せいはんかく》がより活性化するでしょう。こうした脳の領域の活動を減少させる要因が良い影響をおよぼすのです。しかし、都会から離れて、さらに神経質になった患者さんもいます。パニック発作の患者さんは、自分のストレスレベルが減少することであれば、何でも試してみるべきです。転居できないなら、ヨガ、ピラテス・エクササイズ[訳注1]やアレクサンダー・テクニック[訳注2]などをやってみてもいいでしょう。

訳注1　**ピラテス・エクササイズ**　J・ピラテスが考案したエクササイズ。全身をバランスよく動かし

マービンのコメント

私もニューヨーク市から外に引っ越したとき、ずいぶん気持ちがよくなりました。自分では意識していなくても、騒音、大気汚染、周囲の雑踏といった絶え間ないストレスの犠牲になっていました。私はニューヨーク州北部に家を買い、すぐに静寂、新鮮な空気やゆったりとしたペースをエンジョイし始めました。今では裏庭で瞑想にふけり、太極拳をやっています。パニック発作は金輪際再発してほしくありません。私は都会に住むために、たくさんの不安を押し殺していたと思っています。飼い犬も心地よく過ごしています。唯一悔やむのは、どこに行くのも運転しなければならないことです。でもパニック発作はもはや脅威ではなく、運転は問題ではありません。

25　精神療法でパニック発作が止まりますか?

精神療法は中枢神経系（CNS）を穏やかにするのに役立ちます（一一八ページ、質問54／一二一ページ、表4）。[訳注3]コーチゾールのようにストレスに

ながら身体の筋肉をきたえ、柔軟性のある身体を目指す。

訳注2　**アレクサンダー・テクニック**　F・M・アレクサンダーが考案。心身の不必要な緊張に気づき、それを改善していくことを学習する。

訳注3　**コーチゾール**　生体で分泌される副腎皮質ホルモンのひとつで、ストレスで増加する。

関与する体内の多くの化学物質が、ほとんどのタイプの精神療法のあとで減少することが検査上わかっています。こうした化学物質が減少すれば、パニック発作は減少します。精神療法は人々が葛藤を処理し、自分の抱いている気持ちに気づき、自己の行動を分析するようにうながします。こうしたことによって、パニック発作が減少していくのです。パニック発作の患者さんの多くは、はじめ、自分が葛藤をもっていることを知らずに治療にやってきます。そして、自分が本当はボスに対する激しい怒りや、父親の死の悲しみや、自分の将来に不安を抱いていることを知り、驚きます。精神療法は患者さんにそうした感情を抱いていることを認識させますが、これは私たちが住んでいる北米社会では自然なことではありません。ふつうはそうはせずに、勇気を出して感情のほとんどを抑圧し、仕事に出かけてしまうのです。人の気持ちを不安定にし、パニック発作の引き金になるのがこうした感情の抑圧です。精神療法の間、患者さんは自分のもっている良くない行動パターンを認識することもできます。たとえば、私の患者さんのジュディスはつねに、だれも自分に敵意を抱いていないかを確かめるために、劇場の自分の列にすわっている人をじろじろ見ます。もしもだれかのささいなところに敵意が感じられたら、彼女はパニックを感じ、いつもショーが始まる前に劇場を出るのです。彼女は診察で話をするまで、そのパターンに気づいていませんでした。私は、自分の列の人をチェックせず、むしろ無視して席にすわるように指導しました。自動的に人を点検することを習慣としていたため、はじめは困難でした。その主題に対して充分に集中し、これをしないように練習したあとで、彼女はみんなを点検することをやめて座席にすわることができるようになりました。これによって、彼女のパニック発作が減少しました。生活のほかの状況も分析しましたが、これも不安の減少に役立ちました。彼女はひとりっ子だったので、ごく幼いころはいつも、自分の両親をすみからすみまで見ていました。両親は彼女の幸福を非常に気づかい、彼女自身も同様でした。両親はだんだん年老いて、娘のためにあまりに自分たちの時間やエネルギーがかかるようになったため、知らず知らずのうちに彼女に好意をもてないようになりました。両親は娘のはちきれんばかりの若さや多感さに手をこまねいていたのです。しかし、子どもを授かって幸福だったときに、両親はこのような憤りのかけらも言葉に表現できたでしょうか。

　もうひとりの患者さんのアンは、車を運転するときに不安になり、よくパニックにおそわれました。赤信号で止まるとき、自分の後ろの車を運転する人が彼女の車にせっついて来て、今にも警笛を鳴らすのではないかと思い込んでいたのです。このために、彼女は心配になり、車間距離を離すために早めにアクセルを踏み込みました。一度は、注意して見ないうちに発進し、事故を起こすところでした。私たちはいっしょにこの状況を分析し、アンが自分の後ろの運転者に陰性転移[訳注]を抱いていたということが明らかになりました。いつも彼女の背中につきまとって、ぐずぐずしないように追い立てる母親に対する感情を、後ろの運転者が無意識のうちに彼女に思い出させていたのです。アンは自分の後ろの運転者にも、実際に自分の母親にも同様の憤りを感じていましたが、それが話題にのぼるまでは、自分の気持ちを受け入れることができませんでした。いったん自分が何を感じているのかがわかり、それを表現することができるようになってからは、後ろの運転者への自らの怒りに気づき、所定の位置を守り、信号が緑に変わってから安全に発進するようになり

訳注　**陰性転移**　精神分析用語で、患者の過去における重要人物に対し抱いていた陰性感情（敵意など）が無意識のうちに治療者など現在接する対象に向けられてくること。

ました。同時に彼女のパニック発作も消失しました。

Part 3

診断

パニック発作はほかの病気と関係がありますか?

パニック発作はうつ病と関係がありますか?

双極性障害とパニック障害に同時にかかることがありますか?

26 パニック発作はほかの病気と関係がありますか?

パニック発作の症状に似ている病気は数多くあります。たとえば、*甲状腺機能亢進症にかかると、つまり甲状腺《こうじょうせん》が腫大し甲状腺ホルモンを大量に生産しすぎると、その患者さんは極端に神経質となり、イライラし、パニックを感じます。この場合、血液検査や少なくとも身体的な診察で甲状腺機能亢進症の診断ができる内分泌専門医の治療を受けなければなりません。自分がパニック障害だと思っていても、実際は、*高血糖か低血糖（それぞれ、血液中に糖分が多すぎたり少なすぎたりする）であるかもしれません。これもパニック発作を引き起こす可能性があります。*褐色細胞腫《かっしょくさいぼうしゅ》もパニック発作を引き起こすことがあります。褐色細胞腫は副腎《ふくじん》の髄質《ずいしつ》に良性腫瘍のある状態です。これはきわめて珍しい状態で、高血圧症の患者さんの〇・一%以下の人にみられます。初期症状のひとつは高血圧で、多量のアドレナリンやエピネフリンが産生されるからです。これが血圧を上昇させ、動悸《どうき》や発汗を引き起こします。こうした症状のために、パニック発作だと思ってしまうのです。

＊甲状腺機能亢進症　甲状腺ホルモンの増加で、不安や体重減少などを引き起こす。ときにパニック発作に類似した症状となる。

＊高血糖、低血糖　血中の糖分が、相対的に過剰または過少となる。

＊褐色細胞腫　高血圧患者が副腎髄質の良性腫瘍をもつまれな状態。患者さんは多量のアドレナリンとエピネフリンを産生し、これが血圧を上昇させ、動悸や発汗を引き起こす。この症状はパニック発作と間違われる。

このように、医師として、血液検査や診断のための検査のできる精神科医がパニック発作の患者さんを診断することが重要です。ほかの身体疾患を除外診断できるからです。臨床心理士やソーシャルワーカーもパニック発作の患者さんを治療しますが、医学教育を受けていないので、パニック障害の仮面をかぶったさまざまな身体医学的問題を除外することはできないでしょう。精神科医ならば、内分泌専門医、心臓病専門医、リューマチ専門医などの適切な医師に患者を紹介することができます。パニック発作の患者さんはたいていい、内科的には健康な状態にありますが、そうでない場合には適切な医師による適切な治療が必要です。

27 パニック発作はうつ病と関係がありますか？

パニック障害とうつ病は共通の遺伝性があると思われています。しばしば、一方が他方に先行したり、同時に発症したりします。具合の良いことに、抗うつ薬で両方の治療が可能です。精神科医には、大うつ病と呼ばれるうつ病の病型のための非常に特別な基準があります。次にあげる症状のうち五つ以上の症状が、少なくとも二週間持続して存在する必要があります。

1 ほとんど毎日の抑うつ気分（一日中）[注]
2 すべての活動における興味と楽しみの減少[注]
3 体重減少または体重増加
4 過眠あるいは不眠
5 焦燥または動作の緩慢
6 易疲労またはエネルギーの減少
7 無価値感または罪悪感
8 集中力低下
9 反復する希死念慮または自殺企図または試み

人が落ち込んでいると言っても、少なくとも連続して二週間、前記の

注　ＤＳＭ-Ⅳの診断基準にしたがい、症状が存在しなければならない。

症状のうち五項目以上がなければ必ずしも大うつ病ではありません。

マービンのコメント

自分が病気にかかっていると知って落ち込みました。私の初期症状は早朝覚醒でした。いつもの時間、午後十一時半ころ床につきましたが、五時に目が覚めてしまいました。私は午前七時半に起きたかったのです。私を悩ませていたのは不安ではありませんでした。私には何か別の体内時計があって、それが私を眠らせないのだと思えました。私の食欲はひどいものでした。以前はスナックつきの一日三食男でしたが、七面鳥サンドウィッチ半分で一日過ごすことができました。私のズボンはだぶだぶになり、つねに疲れていました。終日気難しくなり、憂うつでした。過去に、一時的に二〜三時間気分が悪いことがありましたが、これは情け容赦のない猛襲でした。私は人生ではじめて橋から飛び降りることを考えました。私がパニック発作に使用している抗うつ薬のCelexa®はうつ病に対しても効果がありました。

28 双極性障害とパニック障害に同時にかかることがありますか？

躁うつ病（DSM-Ⅳでは、双極性障害といいます）とパニック障害に同時にかかることはありえます。双極性障害*は、何週か何カ月持続する抑うつと交代するような高揚気分や多幸感、そして活気のなさに対する無謀な行動と激昂が特徴です。この病気は五百万人以上のアメリカ人成人が罹患していますが、薬物治療でコントロールできます。

双極性障害の多くの患者さんもパニック発作を起こします。双極性障害の患者さんが、パニック発作の治療に抗うつ薬を使用する場合、注意が必要です。抗うつ薬の使用により、躁病エピソードに躁転するかもしれないからです。このように、精神薬理学専門医は患者さんを絶えず観察していなければなりません。

双極性障害は大うつ病と躁あるいは軽躁エピソードが入れ代わって起こります。双極性障害の患者さんの多くは、うつ病相のときにも躁病相

***双極性障害**　気分障害で、高揚した状態（軽躁状態または躁状態）とうつ病の両方を経験する。

のときにもパニック発作があると言っています。患者さんは躁あるいは軽躁エピソードのときに、あまりに混乱し興奮しているために、ほとんどパニック発作に注意を集中できません。うつ病相か無気力のときにパニック発作に気づいて悩まされることが多いのです。双極性障害では、（抗うつ薬に加え）Depakote®やTegretol®、Topamax®などの抗けいれん薬が使用され、パニック発作に対して予防効果を経験している人もいます。炭酸リチウムは双極性障害の治療に用いられる古典的な薬剤です。多くの人は、双極性障害であったゴッホやバージニア・ウルフの話を聞いているため、双極性障害についてはよく知っていますが、パニック障害をもつ著名人の話はあまり聞きません。おそらく話がドラマティックでないのと、パニック障害に苦しんでいる人たちは双極性障害の人より症状を隠すことができるからでしょう。

29 パニック発作が最も頻繁に起こる時間は、一日のうち決まっていますか？

パニックの人は日中でも夜間でもいつでも発作が起こります。しかし外出時に起こる人の場合、広場恐怖（二八ページ、質問13参照）に発展することもあります。広場恐怖は、外に出かけることや、パニック発作を起こすような場所に行くことに対する恐怖です。広場恐怖をもつ人はたいていパニック発作を起こします。広場恐怖に発展しないためにも、パニック障害の治療をできるだけ早く受けたほうがいいでしょう。

なかには、夜間のパニック発作で目覚めてしまう人もいます。このタイプのパニック発作はたいへん恐怖感が強いのです。このタイプの発作は*夜驚症《やきょうしょう》と区別しなければなりません。夜驚症では、患者はしばしば不意に恐ろしい夢で眠りから覚醒します。強い恐怖や速い鼓動や荒い呼吸や発汗を体験します。夜驚症の人は他人が慰めようとしても無反応で、そのエピソードについては覚えていないのがふつうです。恐怖の症状（速い鼓動、荒い呼吸、発汗）はパニック発作の症状に似ています。しかし他人の慰めに無反応であったり健忘を残すことは、夜驚症に特有です。パニック発作の患者さんは慰めには反応し、つねに自分のパニック発作

***夜驚症**　パニックのような叫び声と激しい恐怖感（頻脈、浅い速い呼吸、発汗）とともに突然睡眠から目覚め、周囲のものがなだめても反応せず、ふつうはその出来事を覚えていないという特徴をもつ。恐怖、頻脈、過呼吸、発汗はパニック発作の症状に似ている。しかし、働きかけに反応しないことや健忘は夜驚症に特有である。

を覚えており、それを気にかけるものです。**すでに薬物療法を受けているのに、パニック発作で眠りから覚めるとしたら、その治療薬が適切に効いていないことになります。**そのようなときには、かかりつけの精神科医に相談しなければなりません。おそらく同じ薬剤を増量する必要があるでしょう。ときに少量の追加投与で、パニック発作が消えることもあります。患者や医者自身でさえ、投薬量増減の変更（さじ加減を工夫して増減すること）を何度となく躊躇することがあるでしょう。しかし、これは誤りです。しばしば治療薬を増量したり減量したり、変更したりしなければなりません。ときにはその他の治療薬を追加することもあるでしょう。たとえば、私は抗うつ薬Lexapro®一〇ミリグラムで六カ月間パニック発作がない患者さんを受け持ったことがあります。はっきりとした理由もなしに、その人は再びパニック発作におそわれました。私は抗うつ薬を一五ミリグラム増量し、それから六カ月間良い状態が続きました。その後、また再発したときには、Topamax®二五ミリグラムを追加し、パニック発作はおさまりました。治療は、進行中のプロセスといえます。だからこそ、患者さんは年間に少なくとも四回は自分の主治医を受診しなければならないのです（訳注　これはアメリカの事情で、日本では必要な通院の頻度はもっと多い）。

30 公衆の面前で話をするときいつもパニック発作が起きます。これはパニック発作ですか、社会恐怖なのですか？

あなたは両方を併せ持っていますが、公衆の面前で話をすることよりパニック発作のほうを気にしているとしたらパニック障害かもしれませんし、その反対であれば社会恐怖かもしれません。社会恐怖*は、著しくかつ持続性の恐怖で、なじみのない人々に接したり他人の視線にさらされるような、ひとつまたはそれ以上の社会・行動上の場面で生じます。恥ずかしい思いをしたり、自尊心が傷つくような気になる状況で行動することを恐れているのです。恐れている状況にさらされるときはいつでも不安になり、パニック発作を起こすでしょう。ふつうは自分の恐れをわかっていて、社会生活を妨害するような状況や行動を避けるものです。

＊社会恐怖　見知らぬ人々や他人に監視される可能性にさらされる、ひとつまたはそれ以上の社会的あるいは遂行する状況で生じる顕著で持続的な恐怖。つまり、戸惑い、屈辱的となる不安な状況の中でふるまうことに対する恐怖のこと。

社会恐怖はよくあることで、人口の三〜一三％の人が罹患しています。社会恐怖を有する人はたいてい、見知らぬ人との会話や初対面の人々に会うことよりも、公衆の面前で話をすることに恐怖を感じています。なかには、人前で食事をしたり字を書いたり、また公共のトイレを使用することを恐れる人もいます。一般的には、社会恐怖は、引っ込み思案の子ども時代を経て、十代のころに始まります。自尊心が傷つけられた経験で始まり、そこから進行していきます。社会恐怖によって、デートをしたり結婚したりというような、社会生活を送ることが妨げられます。精神療法と選択的セロトニン再取り込み阻害薬（ＳＳＲＩ）やその他の治療薬によって、治療することができます。パニック発作を治療中のある患者さんは、ＳＳＲＩを服用していると英語のクラスの前でいかに恐怖を感じないで話せるかを、私に教えてくれました。また、男性に対して話すことができるようになり、デートでも自分の引っ込み思案を克服しました。

マービンのコメント

私は公衆の面前で話をするのが得意ではありません。これは子どものころから問題でした。クラスのみんなの前で立って、汗をかき、頭が真っ白になり、クラスの子たちが私をばかにしているのではないかと想像したことを覚えています。おそらく、その証拠に、私がことばにつまったとき、彼らが笑っているのが聞こえ、ゴムの輪が私の足を締めつけ、くいこんでいるように感じたのですから。仕事でも、プレゼンテーションを辞退しました。しかしCelexa®を服用し始めると、社会恐怖やパニック発作やうつ病に効いていることがわかりました。ひとつの薬がそれほどまでに役に立ってくれたのです。決してスピーチを買って出るような男になろうとは思いませんが、今ではそれがずいぶんやりやすくなりました。

31 パニック発作と全般性不安障害を両方とももっているのですが、それらはどのように違うのですか?

パニック発作の不安は、全般性不安障害*（GAD）より間欠的でエピソード的です。GADでは、つねに落ち着きのなさや倦怠感やいらいら

*全般性不安障害（GAD） 落ち着かないことや、疲労、いらいら、睡眠障害に対し、つねに気にかかる。GAD患者は気が遠くなったり、筋緊張や焦燥を体験する。

や不眠が気になります。ＧＡＤの患者さんは頭が空白になったり、筋緊張や極端ないらいらを経験することがあります。彼らの不安は、（パニック発作の患者さんのように）パニック発作が起こることについての不安ではなく、（社会恐怖の患者さんのように）人前で困惑したり、（強迫性障害の患者さんのように）不潔なことに対する不安です。これらの不安は、社会的、職業的、あるいはその他の重要な領域で、臨床的に著しい障害を引き起こします。ＧＡＤの患者さんの多くは子どものときに発症します。ＧＡＤの治療では、パニック障害の場合とは異なり、選択的セロトニン再取り込み阻害薬（ＳＳＲＩ）は効果がありません。ベンゾジアゼピン系薬剤は両方の障害には効きますが、その使用のしかたによっては依存につながるために、処方のしかたを考慮しなければなりません。ＧＡＤには精神療法が非常に役立つことが知られています。ですから、できるだけ早く個人療法を受けるべきです。

32 高所恐怖が引き金となった発作は、パニック発作ですか?

パニック発作には、次の三種類があります。

1 突然のもの（きっかけのないもの）――「予期せずに」起こり、関連するきっかけがないパニック発作で、多くはその愁訴がある。

2 明らかに状況依存性のもの（きっかけのあるもの）――高所やイヌやネコのような動物といった引き金のあと起こるパニック発作。

3 状況依存傾向のあるもの――起こりそうだが起こらなくてもよい状況で、引き金があって起こるか、またはあっても起こらないパニック発作。

高所恐怖を引き金に起こるパニック発作は、2の状況依存性のものと考えられます。パニック発作が高所のみに暴露されたあとでつねに起これば、高所が著しく恐怖となり、それを避けるかもしれません。多くの人はそうした特別な引き金はありません。彼らはたいてい1のカテゴリーに入り、パニック発作はきっかけもなく起こります。これはより潜行性のものと考えられています。2や3のように、特別な状況から自分を守ることができないからです。その代わりに、患者さんは多くの異なった状況を恐れるようになり、広場恐怖に発展することもあります。

3のカテゴリーは状況的に起こりやすいもので、高所の恐怖がある人が高層ビルの三十階のマンションの一室にいるときに起こります。たぶんだれかにテラスに出て下を見るように強制されたりするとパニック発作が起きるでしょうが、部屋の中にいるだけではパニック発作にならないかもしれません。パニック発作がつねに起こるとはかぎらないのです。

33

九・一一(同時多発テロ)後、パニック発作が毎日起こっています。私は外傷後ストレス障害なのでしょうか、パニック発作なのでしょうか?

外傷後ストレス障害*（PTSD）とパニック障害の両方にかかっているかもしれません。九・一一のような大惨事はパニック発作を引き起こします。出来事が起こったときに、「爆心地（ゼロ地点）」を通り過ぎて歩いていたような、その出来事を思い出す刺激で、パニック発作が誘発される場合、主たる診断としてPTSDを考えるか、または併存*（comorbid）と診断することがあります。comorbidとは、ふたつの障害が同時に存在することです。PTSDと診断されるには、はじめに、自分や他人の身体の保全に迫る死や重症のけがにだれもが脅威を感じるような外傷的出来事（九・一一のような）にさらされていなければなりません。PTSDの患者さんの反応は強い恐怖や無力感、嫌悪を伴います。その後、悲嘆の想起や夢やフラッシュバックや外傷的出来事としての内的あるいは外的なきっかけに対する心理的な苦痛により、外傷的出来事はつねに再体験されます。PTSDの患者さんはその出来事に関連した事象にさらされた場合に、生理学的な反応（発汗や頻脈）を示します。また、外傷に関連した刺激を避け、他人から孤立したという感覚や、未来が短縮した感覚、感情範囲の縮小を抱きます。覚醒レベルの亢進が過度の警戒心

＊外傷後ストレス障害（PTSD）　外傷的出来事（九・一一、オクラホマ市爆撃、戦争、レイプなど）にさらされたのち、死や重症のけがより、自己や他人の身体的な完全性を脅かされる感情を体験する。情緒的反応は必ず強度の恐怖、絶望、戦慄を含む。その後、外傷的出来事は、苦痛を伴った想起、夢、フラッシュバック、外傷的出来事を表す内的・外的な契機に対する心理的苦痛により、持続的に再体験される。また、PTSDの患者さんはその出来事にまつわる事象に再暴露されると、必ず身体的な反応

や怒りや睡眠障害を引き起こします。レイプされた私の患者さんの場合、女性がレイプされる映画やテレビを見るたびにパニック発作が起こりました。それと同時に、映画やテレビでそのレイプ体験を見ると、自分自身のレイプについての悪夢を見ました。レイプが彼女にもたらした問題について正面から取り組み、適正な理解が深まるにつれ、パニック発作が寛解し、しかもその結果、気分が良くなっていきました。

34 夫がパニック発作を起こして救急室に運ばれ（私たちは心臓発作と勘違いしていましたが）、頻脈と高血圧が判明しました。でも医師は夫にはそれに触れず、単にパニック発作が起こっているのだと説明しました。私たちは心配したほうがよいのでしょうか？

多くの患者さんは救急室の医者や心臓専門医が心疾患ではないと診断しパニック発作と診断を下すまで、心臓発作が起こったのだと思うもの

（発汗や頻脈）を起こす。

***併存**（comorbid）ふたつの障害が同時に存在すること。

です。心疾患としての手当てが必要でないパニック発作時に、頻脈と高血圧が出現します。いつもそのふたつの症状が解決し消失するのであれば、心配する必要はありません。パニック発作の治療に専念すべきでしょう。

最初にすべきなのは精神科医にかかることで、精神科医は抗不安薬と抗うつ薬を服用することを勧めます。多くの場合、精神療法も勧められるでしょう。ときには、身体的に健康であることが信じられずに、想像上の身体疾患からの救済を求めて、医者から医者へとドクターショッピングをする患者さんもいます。パニック発作がおさまれば、健康な生活を取り戻すことができます。心気症*は、病気でないのに病気にかかっていると信じ込んだり心配したりする状態で、パニック発作の患者さんの場合は良い状態ではありません。存在しない身体疾患について心配すれば、パニック発作が誘発され、そして逆に、パニック発作が心臓や血圧や肺について極端に気に病むきっかけをつくってしまうのです。

***心気症**　病気ではないのに、自分が病気だと信じ込み心配する状態。

35 パニック発作にかかったあと意気消沈し、自己嫌悪に陥りました。これはよくあることですか?

残念なことですが、**パニック発作後にふつう、羞恥や落胆の感覚が出現します。** 精神科医は通常、パニック障害に併発するうつ病になっているかどうか診断するために診察しなければなりません。その割合は、五〇%以上のこともあります（六二ページ、質問27参照）。うつ病*の徴候は二週間の間、ほとんど毎日、抑うつ気分があることで、活動における楽しみの減退、体重減少あるいは増加、不眠あるいは過眠、焦燥あるいは精神運動減退、疲労、罪悪感、集中力低下、自殺念慮（自殺したいと思うこと）などがあります。意気消沈は、自分自身に対して非現実的な期待をもつときに起こります。たとえば自分は病気にはならないだろうと信じているとしたら、それは空想の世界に住んでいるようなものです。何度となく、人は不都合なことは自分には起こらないと信じることを「訓練」されてきました。その「訓練」は、心の底から善意をもった両親やその他の世話人が無意識のうちに行ってきたものです。問題は、病気や対処

***うつ病**　気分が沈んだ状態。通常、睡眠、食欲、自殺念慮などの障害を伴う。

困難な事態への精神的な余裕がなければ、必然的に不快な体験を伴う出来事の成り行きに対処する心構えができていない、ということです。

病気が診断されて、それとうまくつきあうことが困難だとわかると、人は落ち込むものです。出来事の自然の成り行きを継続的に受け入れることを可能にするという理由で、精神療法は有用です。パニック障害やその他の病気と、生活の枠組みの中で折り合いをつけられることがわかれば、落胆は軽減されます。

四十歳でパニック発作が始まるまでは、仕事や結婚や子どもという点では人生を非常に円満に送っていた患者さんがいました。この場合、パニック障害の発病時期としては遅いのですが、想像以上に発作が頻発していきます。そのことで、彼女は非常に落ち込み、自分の運が尽きたと思い込むようになりました。すっかり疫病神にとりつかれて、人生を滑り降りていると思い込んでいました。彼女はわらをもすがる思いで、私のところに精神療法を受けに来ました。彼女は薬物治療を受けることに抵抗したので、私はパニック発作を取り除くために選択的セロトニン再取り込み阻害薬（ＳＳＲＩ）を服用するように懸命に説得しなければなりませんでした。それが最初のハードルでした。彼女は四週間Celexia®を服用後、パニック発作のない状態を取り戻すことができて驚いていました。しかし、まだ自分の人生には恐怖の第二部が運命づけられていると信じていました。第二のハードルは、否定的な思い込みを検討することでした。実際には、自分のふつうの生活環境に対して、単に誤った思い込みをしていただけでした。私は週に三回精神療法のセッションに来るよう説明し、彼女はそれにしたがいました。彼女は薬物療法と精神療法を受けたあと、どんなに気分が良くなったかがわかり、自己嫌悪は軽減されました。

Part 4

予防と治療

パニック発作を治療するのはどんな医師ですか?

パニック発作の治療にValium®あるいはXanax®を服用するのは良くないと聞きましたが、これらの薬はどのような薬ですか?

パニック発作を止めるには、どんな薬を服用すればよいですか?

• • •

36 パニック発作を治療するのはどんな医師ですか?

精神科医*は、精神医学の専門の臨床医で、パニック発作を治療する医学のエクスパートです。治療薬を処方し、精神療法を進めます。行動療法*は、ときにパニック障害の治療に効果があります。さまざまな技法により顕在化した問題行動を変化させることに焦点をあてるのです（系統的脱感作療法、リラクゼーション訓練、フラッディング*、モデリング、正と負の強化）（九四ページ、質問41参照）。臨床心理士*やソーシャルワーカー*は精神科医と同様に行動療法的治療やその他の精神療法を行いますが、治療薬を処方することはできません。精神科医と臨床心理士を混同している人が多いようですが、その違いは大きいのです。単に「治療者」といっても、それはその人の教育や資格を示すものではありません。治療者とは、精神科医、臨床心理士、ソーシャルワーカー、聖職者、牧師、看護師、専門家以外（資格のない人もいる）などで、みな異なる専門技術をもっているからです。たとえば、M.D.（医学博士）かD.O.（整骨治療医）の学位をもっている精神科医がいます。M.D.とD.O.をもった医師というのは

＊精神科医　精神科のMDの学位をもった専門医。精神病や精神障害の治療を行う。

＊行動療法　系統的脱感作療法、リラクゼーション訓練、フラッディング、モデリング、正・負強化など、さまざまな技法により行動の変容を目的とした治療のひとつ。

＊フラッディング　行動療法技法の一種。恐怖を少なくしたり除去すべく努力しながら、一度に強い恐怖にさらすこと。パニ

ふたつのタイプの資格をもった（アメリカ合衆国における）専門医です。これは、単科大学や総合大学を卒業後、学位取得プログラムを終了し、それから州立の医学委員会の試験を通り、実践の免許証を取得していることを意味します。これらの医学博士は精神医学の委員会で正式に保証され、その患者の治療に特別に役立つ医学の特定の領域において、さらに余分に特別の教育を終了したことを意味しています（訳注　ここに記載されていることはアメリカ国内におけることで、日本では主に精神科や心療内科を標榜できる医師が専門的な治療にあたっています）。

37 パニック発作の治療にValium®あるいはXanax®を服用するのは良くないと聞きましたが、これらはどのような薬ですか?

Valium®とXanax®はあやまって使用すると依存につながる可能性のある薬剤です。これらは*ベンゾジアゼピン系薬剤の仲間です。この薬剤は、

ック発作患者には推奨できない。

＊臨床心理士　PhDの学位をもっている専門職で、行動療法やその他の精神療法を行い、心理テストを行い、その分析を行うことができるが、投薬を行うことはできない（「＊精神科医」参照）。

＊ソーシャルワーカー　資格をもった保健専門職で、行動療法やその他の精神療法を行うことが可能であるが、治療薬を処方することはできない（「＊精神科医」「＊臨床心理士」参照）。個人やそのほかの家族やグループに

できれば適正に使いたいものです。パニック障害に加えて依存性まで獲得してはたいへんです。そのほか、この種類の薬剤には、Klonopin®、Ativan®、Liblium®があります。治療開始時には、精神科医は一般にパニック発作の患者さんの不安が速やかに減少するようにそれらの薬剤を投薬します。長期戦の場合は、これらの薬剤は*GABA系に好ましくない影響を与えるので、パニック障害に用いないほうがよい場合もあります。GABA系とはγアミノ酪酸系のことで、抑制性ニューロンとして責任を担っている脳のさまざまな部分の神経伝達物質からなっています。もしもGABA系が充分に機能しなければ、そのままの状態で過度な刺激が起こったときに、神経細胞は興奮を抑えられず、パニック発作やそのほかの望ましくない結果をもたらします。脳は脳自体の内因性ベンゾジアゼピンをもっており、ある説によると、パニック発作の患者さんの脳ではこういった自然の物質が充分でないといわれています。このように、Valium®とXanax®は控えめに使用することが推奨されています。たとえば、もし新患の患者さんが一日に三〜四回パニック発作を起こし速やかに苦痛が軽減することを望んでいたら、私はZoloft®のような選択的セロ

焦点をあてる。

＊ベンゾジアゼピン系薬剤　不安を軽減するためにパニック発作の一時的な治療に用いる薬剤で、場合により依存性の可能性がある。

＊GABA系　抑制性神経細胞に働く、脳のさまざまな領域の神経伝達物質系。GABA系が充分に働かないと、神経細胞は抑制されるべきときに抑制されず、過剰な刺激が生じ、その結果、パニック発作やその他好ましくない症状が起こる（四一ページ「＊GABA（ガンマアミノ酪酸）」参照）。

トニン再取り込み阻害薬（ＳＳＲＩ）といっしょに〇・五ミリグラムのXanax®を一日二〜三回服用するよう処方します。Zoloft®が効いてくるまで三〜四週間かかるのですが、その間Xanax®で発作の苦痛を軽減できるでしょう（訳注　ベンゾジアゼピン系薬剤は正しい使用法で医師の指示にしたがい服用すれば、きわめて安全性と有用性の高い薬剤です）。

38 パニック発作を止めるには、どんな薬を服用すればよいですか？

パニック発作を止めるには、抗うつ薬*が最良の薬剤です（表2）。これは依存性がなく、多くの点で神経系に有益な作用があります。選択的セロトニン再取り込み阻害薬（ＳＳＲＩ）は、神経により多くのセロトニンを供給し、パニック発作をしずめます。これらの薬剤にはProzac®、Zoloft®、Paxil®、Celexa®、Lubox®、Lexapro®があります。Effexor®のような類似薬剤も有用です。昔から使われているTofranil®、Norpramin®な

***抗うつ薬**　うつ病やパニック発作を止める最も有効な薬剤。依存性がなく、神経系の多くの用途に適合する可能性がある。

●表2　パニック発作に使用される薬剤

抗うつ薬	
選択的セロトニン再取り込み阻害薬（SSRI）	
エスシタロプラム（Lexapro®）	5～20mg/日
シタロプラム（Celexa®）	10～30mg/日
フルオキセチン（Prozac®）	5～20mg/日
パロキセチン（Paxil®）	10～30mg/日
セルトラリン（Zoloft®）	25～100mg/日
三環系抗うつ薬（TCA）	
イミプラミン（Tofranil®）	50～100mg/日
ノルトリプチリン（Pamelor®）	50～100mg/日
デジプラミン（Norpramin®）	50～100mg/日
その他	
ベンラファキシン（Effexer®）	37.5～150mg/日
ミルタザピン（Remeron®）	45～60mg/日
マイナートランキライザー（ベンゾジアゼピン系薬剤）	
長時間作用型	
クロナゼパム（Klonopin®）	0.5～2mg/日
ジアゼパム（Valium®）	2～5mg/日
短時間作用型	
アルプラゾラム（Xanax®）	0.25～2mg（1日4回）
ロラゼパム（Ativan®）	0.5～2mg（1日2回）

（訳注：薬剤・用量ともにアメリカで使用されているもので、わが国とは必ずしも一致しない）

どの三環系抗うつ薬*（TCA）も同様に効果があります。このTCAは脳の重要な受容体結合部位により多くのノルエピネフリンを供給します。ベンゾジアゼピン系薬剤はまちがった使用をすると依存につながる可能性がある安定剤で、少量控えめに使用します。これにはAtivan®とXanax®などがあります（八四ページ、質問37参照）。治療の初期に、抗うつ薬が効果を発揮するまで、抗うつ薬とともに、こういった依存性薬剤を処方することがあります。抗うつ薬は効いてくるのに二～六週間かかります。そのために、Xanax®のような併用薬が必要なのです。抗うつ薬が効き始めたら、Xanax®のようなベンゾジアゼピン系薬剤は徐々に中止していくことができます。もしも患者さんがXanax®の服用をあまりにも早くやめようとすると、まれに、けいれんを起こすことがあります。そのため、精神障害のための治療薬の中止や開始前には、精神障害治療薬処方の専門の精神科医である精神薬理学専門医*に相談することが必要です。**適切な医師の管理下にあれば、治療薬の服用を恐れる必要はありません。**治療薬にはいろいろ悪い評判が出回るもので、患者さんは、治療薬をできるだけ服用しないほうがよいと思い込みます。パニック障害の治療に

***三環系抗うつ薬（TCA）**　tofranil®やElavil®などがあり、初期のタイプのうつ病治療薬の仲間でSSRI以前に汎用された。パニック障害に使用可能である。

***精神薬理学専門医**　米国で精神障害に対する薬物療法を専門とする精神科医（訳注　本邦では精神科の専門医が判断する）。

「自然に即した方法」を希望するのです。自然の物質に効果があればすばらしいことですが、多くの場合、精神障害には効果がありません。

自然は、人が利用できる多くの物質を産み出しています。たとえば、中世では、修道僧は美容のために狐の手袋（foxglove）という花を育てていました。しかし、ある日、心臓病の患者さんにこの花の成分（蒸留後）を与えると心臓の機能が良くなることがわかったのです。彼らが使用した物質は、基本的には薬剤としてのジギタリスでした。今日では、ジギタリスは慢性心不全の患者さんに使われていますが、狐の手袋の花を蒸留する必要はありません。人工的に製造できるのです。このようなことはほかの薬剤でも行われており、多くの薬剤が自然の治療薬としてスタートし、結局人工的に生産されるようになりました。漢方医の中には薬草には除去すべきでないものも含まれているという人もいますが、大量生産や経済的な理由で、植物性の化学薬品が製造されているのです。

マービンのコメント

まさに今、私はCelexa®を服用しています。これはSSRIのひとつだとバーマン先生は言っています。はじめにProzac®を試しましたが、ひどく神経質になり、不眠になりました。それからZoloft®を試し、一五〇ミリグラムまで増やしましたが、あまり効果がありませんでした。Zoloft®ではいつも吐き気とめまいがあり、パニック発作は完全にとれませんでした。Celexa®はたった二週間服用しただけで効果がありました。私には一日に一〇ミリグラム必要で、副作用はありません。

39 パニック発作のために常用量のSSRIを毎日服用し始め、吐き気と強い頭痛がありました。私はこの薬を服用できないということですか?

抗うつ薬を服用後、吐き気や頭痛を経験しても、その薬剤を服用できないということではありません。多くの場合、パニック発作の患者さんは選択的セロトニン再取り込み阻害薬（ＳＳＲＩ）に感受性が高いのです（八六ページ、質問38参照）。医師は少量から処方し、適した服用量に患者の身体が耐性を示すまで徐々に増量していきます。パニック障害の患者さんではZoloft®などの場合、常用量は二五～七五ミリグラムです。服用量は、患者さんによってはもっと少ない場合もあれば、もっと多くの量が必要な場合もあります。薬剤の量は、体重に比例しているばかりか、その人の肝機能にも左右されることがあります。ＳＳＲＩは消化管のセロトニン受容体に相互作用があるため、吐き気を引き起こします。最終的にはこれらの薬に慣れて、服用できるようになります。薬剤といっしょにドライ・クラッカーを食べたり、ジンジャーエールを飲んだりするのもひとつの方法です。頭痛も治療開始時の問題です。しかしＳＳＲＩを長期服用すると、片頭痛の予防効果があります。大事なのは、冷静になり、それぞれの副作用に過剰に反応しないことです。ノセボ反応*というものがあります。これは砂糖の錠剤で陽性の効果が出るプラセボ*反応とは反対の反応です。ノセボ効果では、患者さんは薬剤に過剰反応をして、そのためにとくに害のない物質に不都合な反応が出たりします。こ

***ノセボ反応**　ある薬剤に過剰反応をし、害のない薬剤に対し有害な反応を示すこと。

***プラセボ反応**　砂糖の錠剤のような薬剤作用のない物質から陽性の効果が出ること。

うした不都合な反応には、吐き気や頭痛、ふるえ、下痢などがあります。こうした問題が起こらないように、主治医の精神科医と密にコンタクトをとるのが最善の対策です。頭痛には、Tylenol®という非ステロイド系抗炎症薬（NSAID）*が有用です。吐き気は治療の初期にはよくある副作用です。薬剤が体内に入って効いてくるまで、処方された薬剤をじっくり服用し続けることです。

マービンのコメント

私も自分が前に服用していたSSRIには敏感でした。片頭痛が起こり、この痛みがひどくて、だれかが私の左の眉をナイフで突き刺しているように感じました。こんなときはアスピリンを飲み、効いてくるまで暗い部屋で横になっていなければなりませんでした。Celexa®は実際に私の頭痛をとってくれました。私はこの薬があればこそです。人生を通してずっとそれを飲み続けようとは思いません。バーマン先生は、Celexa®に類した薬だというLexapro®などに切り替えたいと思っているようですが、よく効いているのに、なぜそれを変更しなくちゃいけないんでしょうね。最初に何かに悪い反応が出たからといって、

＊非ステロイド系抗炎症薬（NSAID） 炎症の鎮静や消炎に積極的な効果を発揮する多種類の薬剤（同時に鎮痛・解熱作用も示す）。たとえばアスピリン、イブプロフェン、インドメタシン、ナプロキサンがある。

そのあとそれを使用できないということはありません。主治医を信じて、共同作業として主治医の治療を正しく受けるという任務を遂行してください。

40 パニック発作は、良くなる人と良くならない人がいるのはどうしてですか？

薬剤を服用すればそれ以上パニック発作が起こらない人がいるのに、服用しても依然としてパニック発作がなおらない人がいるのはなぜなのか、それは明らかではありません。その比率は、およそ半々と考えられています。パニック発作で抗うつ薬を服用している人の五〇％が一年間の治療後パニック発作が起こらず、五〇％は再発するということです。最も良いのは、中断せずに一年間服用し続けることです。一年以内に服用を中断して、パニック発作エピソードが再発した患者さんもいます。服用しながら精神療法を行うのは、最良の治療計画のひとつです。**精神療法は実際に、脳内の化学現象を変化させうるのです。**身体的なレベルにおいても、感情的なレベルにおいても、精神療法は効果があるのです。もしも、パニック発作のぎょっとさせるような内部刺激に対するあなたの反応を変化させることを学習できれば、パニック障害ともっとうまくつきあっていけるでしょう。

41 行動療法とは何ですか？ どんな効果がありますか？

行動療法*は行動障害の治療のための学習理論（原理）の応用です。一九六〇年代に、不適応行動を、不安をかきたてない行動パターンに修正することを目的に導入されました。その技法には、系統的脱感作療法、リラクゼーション訓練、フラッディング、モデリング、正・負強化、バイオフィードバックがあります。悲観的な（否定的な）行動はすでに条件づけられているという考え方で、治療はその条件づけを是正することにあります。条件づけ*は個人における新しい反応を獲得、開発、教育、確立、学習、訓練する過程です。パニック発作の引き金、すなわち、自

***行動療法**　系統的脱感作療法、リラクゼーション訓練、フラッディング、モデリング、正・負強化など、さまざまな技法により行動の変容を目的とした治療のひとつ。

***条件づけ**　個人における新しい反応を獲得、開

動的反応を引き起こす出来事がわかれば、行動療法はそうした引き金への関連を絶つことに役立つのです。

いつもバスの中でパニック発作が起こる女性の場合、行動療法家は、バスに乗っている間、彼女の筋緊張や浅い呼吸や恐怖のイメージを、筋肉の弛緩、深呼吸、平穏なイメージにおきかえることを試みます。個人差やいかにその技法を実践するかにより、この治療法は大きな効果を発揮する可能性があります。広場恐怖（外出や自宅のなじみある環境から離れることに対するいわれのない恐怖）、動物恐怖、水恐怖（水に対する恐怖）のような特別な恐怖症を治療する場合、とくに有効です。パニック発作の患者さんには、過剰に意識している多くの身体感覚、たとえば心臓の鼓動や手足のうずきを無視するように教えます。パニック発作が起こったら、そうした無意味な感覚に注意を向けるかわりに、いかに深く呼吸をし、楽しいことをイメージするかを学習するのです。

最近、フラッディング*が一般的となっており、この治療法では患者さ

発、教育、確立、学習、訓練すること。

***フラッディング** 行動療法技法の一種。恐怖を少なくしたり除去すべく努力しながら、一度に強い恐怖にさらすこと。パニック発作の患者さんには推奨できない。

んは一度に最悪の恐怖に暴露されます。たとえば、高所がこわい場合、ほかの行動療法で行われるように徐々に構築していくのではなく、いきなりエンパイア・ステイト・ビルのてっぺんに連れていかれます。しかし、フラッディングはパニック発作の患者さんには有害なので、試みないほうがいいでしょう。

42 先生が経験された最も重症のパニック発作はどんなものですか?

二年間、一日あたり少なくとも二十回パニック発作を起こしていた高校の教師を治療したことがあります。ひとつの発作が終わるとほとんど同時に、次の発作が始まりました。それは圧倒的な、情け容赦のない発作で、心拍数の増加や窒息感、死や正気でなくなる恐怖を伴っていました。彼女は仕事や車の運転をやめて、四十五歳で家に引きこもりました。娘が彼女をつれて、私のところにやってきました。私はAtivan®（一ミリグラム一日四回）とZoloft®（はじめの一週間は一日に二五ミリグラム、以後は一日五〇ミリグラム）の投薬を開始しました。四週間後、パニック発作の割合は一日十回に減少しました。彼女はそのことを喜んでいました。一カ月半で、Zoloft®がパニック発作に一撃を与えると、彼女のパニック発作は一週ごとに安定していきました。彼女はとても安心し、仕事に復帰し、運転を再開し、もう一度、健常な生活を取り戻すことができたのです。数カ月後には、ついにパニック発作は止まりました。私は一年たてば服薬中止をしてみてもよいと言いましたが、彼女は決して服薬をやめたいとは思わず、今も続けています。とくにこの女性のような苦しみを味わうと、多くの患者さんは、何をおいても服薬に専念するものです。

43 パニック発作が軽くなっても、再発することはありますか？

残念ながら、投薬や治療を中止すると発作は再発するかもしれません。再発しない場合もありますが、数年後再発する人もいます。幸いにも、投薬や治療はいつでも再開できます。家族の死亡や職を失ったり、健康を害したり、癌の不安や自動車事故、九・一一（同時多発テロ）やテロリストの攻撃のようなストレスの多い状況は、再度パニック障害の引き金を引く可能性があります。パニック発作の患者さんは、融通がきかず、完全主義で、自分の過ちや病気を受け入れようとはしません。洞察精神療法を通して、患者さんが病気の意味やそれを引き受けるすべを吟味することができます。多くの病気は慢性経過をとり、患者さんは何年も病気とつきあわなければなりません。これは高血圧や糖尿病、関節炎でもあてはまります。パニック発作でも同様に言えることなのです。

表3は、読者に役に立つ予防戦略を一覧表にしたものです（訳注　ただし、一部わが国の現状とは異な

●表3　予防戦略

1. カフェインを避ける
   コーヒー
   緑茶などのお茶
   コーラなど
2. 刺激薬を使用しない[訳注]
   アンフェタミン、エフェドラ（麻黄）、ヨヒンビン、コカイン
3. 規則正しい生活をして、日に6～8時間睡眠をとる
4. たくさんの野菜や果物をとり、健康な食生活をする
5. 高地のような低酸素環境を避ける

訳注　一般にアンフェタミンなどは使用することはなく、日本の実情とは異なるが、原文に忠実にそのまま記載した。なお、これらすべて一般の使用は違法である。一部は医師が治療のために処方することがある。また慎咳剤にエフェドリンが含有されており、刺激薬としてはたらく。

ることを念頭におくこと)。

44 ビタミンBのサプリメントを服用しているとパニック発作から解放されると言われていますが、本当でしょうか?

ビタミンBやその他のビタミン・サプリメントが有効だということを示した研究はありません。長年にわたって、パニック障害の「治療」として、ビタミン治療が次々と宣伝販売されてきました。今までのところは、研究や長期の臨床試験のあと支持されているものはありません。**毎日三食充分に食べて、必要な場合は一日に一回複合ビタミンを飲むのがよいのです。**充分な水分の補給、つまり毎日コップに数杯水を飲むことは重要です。正しい食事をとれば、体重は適正にコントロールされるものなので、むしろ服薬は必要ありません。身長に見合った最適の体重になるようにしましょう。体重が増えすぎると、コーチゾールのホルモン系が活性化し、パニック発作を起こすノルエピネフリン*におけるネガテ

***ノルエピネフリン**　副腎髄質で貯蔵されているカテコールアミンホルモンで、低血圧や身体的ストレスに反応して分泌される。薬理学的には昇圧（血管収縮）薬として使用される。

イブフィードバックシステムの引き金が引かれます。多くの患者さんは針治療やハーブ療法などのような代替医療を試します。ときにそうした治療は役に立つこともあればそうでないこともあります。医師の多くはそうした治療方法になじみがないため、それについての質問には答えることができません。

45 セックスの最中にパニック発作が起こったことがあります。気持ちのどこかで、セックスのときはいつでもまた発作が起こるのではないかと恐れています。どうしたらこの恐怖を除けますか?

不安を伴ったセックスにまつわる問題に対応するには、行動療法や精神分析的治療が最良の方法です。自分自身でその不安を軽減することが必要です。そうすれば、セックスに対し恐怖を抱かなくなるでしょう。行動中にパニック発作が起こると、その多くの行動に恐怖を抱くようになります。典型的なものではセックス、運転、劇場内、混雑したバスや地下鉄があります。さまざまなことに恐怖を抱くようになった患者さんの話を何度も聞いたことがあります。精神療法を受ければ、その問題をそのまま受け入れることができるようになります。もしそのときにパニック発作を経験したためにセックスを避けている自分に気づいたら、この問題に関係のある精神的葛藤があるかどうか、自分に尋ねなさい。おそらくあなたには精神的葛藤はなく、ふたつの出来事がたまたま同時に起こっただけなのです。Aの起こったすぐあとでBが起こったという理由だけで、AがBの原因であるとはかぎりません。たとえ、夫婦間で、大人として互いに同意の上の間柄であっても、この行為に対する世間の見方に左右され、セックスに何らかの罪悪感をもってしまうものです。もしも葛藤や罪悪感があれば、そのためにアドレナリン系を励起し、パニック発作が起こる可能性があります。行為の背後にある感情の動きに気づくことは賢明な方法です。なぜなら、その気づき自体が、ときにはパニック発作をおさめさせることになるからです。混雑したバスに乗るというような行為は、他人へのいら立ち、余計なかんぐりやその他不快な気分を惹起し、これがパニック発作の引き金を引くかもしれません。
精神療法は気づきを励起し、これがパニック発作を防止します。

Part 5

実践編

この問題を配偶者に理解してもらうには、どうしたらよいですか?

公衆の面前でパニック発作が起こるのではないかと思い、外出がこわくなります。どうしたらよいですか?

この病気は子どもに遺伝しますか?

● ● ●

46 パニック発作の薬剤（Zoloft®）を服用し始めたら飲酒をしないように言われました。しかし、毎晩小さなグラス一杯のウイスキーを飲むと（午前中にZoloft®を服用）、気分が良くなり、週一回のパニック発作もなくなりました。これはどういうことですか？

アルコールはValium®、Ativan®、Xanax®（ベンゾジアゼピン系薬剤）と同じ受容体に到達します。そうした薬剤やアルコールは一時的に人を気持ち良くさせますが、長い期間となると、嗜癖やそのほかの問題を引き起こします。私は、十代から毎日極端に飲酒してきた患者さんを受け持ったことがあります。あまりに多くの飲酒運転の召喚状を受けたので、ついに三十八歳で飲酒をやめました。主治医は幸運にも、患者さんの経過をチェックしていました。患者さんはアルコール中毒者更生会（AA）に参加し、禁酒の大切さがわかりました。その後、ドライブ中に突然パニック発作におそわれました。彼は何が起こったのかわかりませんでした。主治医は一般医で、血液検査や心電図などを行いましたが、身体医学的な異常は認められませんでした。ようやく、その医師は、患者がパニック発作の症状を言っているのだと理解し、彼を私に紹介してきました。私は一〇ミリグラムのCerexa®を投薬しました。そして三週間以内にパニック発作は止まりました。私たちはその結果に大いに喜びましたが、それから、ある日、その患者さんは飲酒を再開してもよいかと尋ねてきました。もちろん、私は笑いながら、ノーと言いました。彼は自分の禁酒がパニック発作を引き起こしたかどうかを知りたかったのです。私は、長年にわたる飲酒継続後のアルコール離脱が、セロトニン‐ノルエピネフリン‐エピネフリン・システムの不均衡の引き金を引いた可能性があることを説明しました。しかし、現在では、そのシステムへのアルコールの影響について充分にはわかっていません。彼は必要性を充分に了解していましたが、彼のいたずらな質問は、このうえもなく理にかなっていたのです。

47 この問題を配偶者に理解してもらうには、どうしたらよいですか?

パニック発作のことで最愛の人と話し合うのはなかなか困難なものです。動悸《どうき》がしたり、気を失いそうになったり、さらには死ぬかもしれない恐怖を感じていることを説明すると、多くの配偶者や大事な人は、万事大丈夫だと安心させようとします。彼らはあなたの感じている身体的な事実を体験していないので、あなたのパニック発作や体験している事態を理解できないのです。あなたは自分自身の状態についてよくわかっているのですから、彼らにその詳細を説明できるでしょう。そうすれば、あなたに援助の手を差し伸べてくれるかもしれません。悪い敵に追われており、その敵だけが見えなくて、これがさらに恐怖感を与えるものであることを彼らに説明してもよいのです。ときには手を握ってほしい、さもなければ、自分の味方として支えになってほしいとたのみなさい。

私は、夫の手をもたなければ地下鉄に乗れないという患者さんを受け持ったことがあります。こうすれば彼女は安心し、パニック発作が起こらないのです。薬剤が効き始めてから、夫から離れて、ひとりで地下鉄に乗るように勧めました。彼女は恐怖症になりたくなかったので、それにしたがいました。しかし、それはかんたんなことではありませんでした。最初のほんのわずかな時間だけ、不安になり、恐怖を感じ、パニック発作が起こりそうになりましたが、実際には何も起こりませんでした。このケースのように過剰に手をさしのべると、依存や恐怖症を促進することがあります。

パニック発作は脳内の化学物質の不均衡によって起こり、単なる根拠のない恐怖によるものでないことを、配偶者ははっきりと理解する必要があります。配偶者の中には、自分の連れ合いが注意を引くために「演技」していると思い込んでいる人もいます。おそらくはそうではないのですが、たいていの人はそのように信じ続けるのです。ポジトロン・エミッション・トモグラフィー（ＰＥＴ）やそのほかの検査をすると、パニック発作の最中に脳内にエピネフリンが洪水のように流れ込むことがわかります。疑い深い配偶者には、そういう客観的な動かぬ事実を示してもよいでしょうし、もっとよく理解するために一緒に精神科医のところに行ってもよいでしょう。

48 公衆の面前でパニック発作が起こるのではないかと思い、外出がこわくなります。どうしたらよいですか?

公衆の面前でパニック発作を起こすのではないかと恐れるのは、一般的によくあることです。パニック障害を有する人は広場恐怖(外出や自宅のなじみある環境から離れることに対するいわれのない恐怖)になります。あえて外出するようにし、恐怖によって無力にならないように、恐怖に対処することが必要です。薬物治療や行動療法によって広場恐怖に対処してもよいでしょう。なかには劇場にすわったり、バスや飛行機や車に乗ることに恐怖を抱くようになる人もいます。広場恐怖にならないうちに、早くそうした恐怖を治療しなければなりません。

あるパニック発作の患者さんは外出の恐怖をすぐに治療しなかったの

で、六カ月間外出ができなくなりました。慣れ親しんだ環境から離れることを考えるとひどく困惑し、仕事に出かけることができなくなりました。そのかわりに、自分のコンピューターで家で仕事をしました。eメールやインターネットを通じて、買い物をしたり、社会活動に参加したり、文書で仕事上の連絡などを行ったりしました。彼女の現実世界は徐々に狭くなっていきました。ときどき自立している子どもが訪れますが、基本的には孤独な生活を送っていました。結局、五カ月後、心理療法士が週三回彼女のところに来ることを承諾しました。その心理療法士は家に来て、最初の二週間の治療期間中、彼女を短時間の外出に連れ出しました。彼女は外出を恐れていましたが、その心理療法士がいることで外出することができたのです。徐々に、外出のための遠足は距離をのばしていきました。そしてついに、思いきってひとりで出かけられたのです。その過程はなかなかたいへんで費用もかかりましたが、彼女は広場恐怖を克服し、職場復帰し、好きなときに外出できるというふつうの生活を続けることができるようになりました。発病時に、自分の問題を治療の土俵においていたなら、もっと良かったでしょう。そうすれば半年間も引きこもりの生活に耐えしのぶこともなかったでしょう。

もしも仕事が外出することを必要とするものであったら、雇用者に自分の体調について必ず告げなくてはなりません。雇用者の中には、精神障害について好意的でない見方をする人もいますが、一九九二年に法制化された「身体的困難を有するアメリカ人に関する法」のもとに、管理者は職場において、身体的に困難な人に便宜をはかることを義務づけられています。広場恐怖を有するパニック障害はきわめて無力であるものです。あなたがパニック発作が原因で家から出られなくなったら、私が雇用者にそのことを説明しましょう。

49 この病気は子どもに遺伝しますか？

パニック発作を起こす素質は遺伝する可能性があります。パニック障害を有する人の第一親等の生物学親族は八倍パニック発作を起こしやすいのです。発病年齢が二十歳以前なら、その親族がパニック障害になる確率は二十倍に上がります。双生児の研究により、遺伝的要素が示唆されています。

人は自分の病気が子どもに遺伝することを恐れるものです。しかも、それについては、医学の世界ではあまり援助はできません。将来的には、どの遺伝子が問題を引き起こしているかをつきとめ、それを治療することができるようになる可能性は高いのです。遺伝学者は精神障害を引き起こす特別な遺伝子を見つけるために研究を続けています。しかし、今のところは、子どもが欲しいのなら望みどおりにしましょう。そしてお子さんには可能なかぎり良い環境を提供しましょう。これが子どものストレスを減少させることにもなるのです。お子さんが不安やパニック発作と戦っていることがわかったら、どうかできるだけ早く援助の手をさしのべてください。**多くの精神障害で早期介入すれば、その重症度の減少や病期の短縮に寄与する**ことを示した多くの研究があります。パニック発作に関しては明確な研究は行われていませんが、統合失調症に関してはすでに研究があります。早期に投薬や治療を始めると、非常に効果があるようです。

50 妊娠中のパニック発作には、何か問題がありますか？

女性は妊娠中や月経周期のある時期にパニック発作が起こることがあります。妊娠時の難しさは、胎児に害を及ぼすことなく治療することです。最近の多くの研究によれば、必要があれば抗うつ薬を用いることは大丈夫です。しかしながら、妊娠時期においては、よけいな薬剤を服用しないようにしなければなりません。

薬はいっさいいやだ、というパニック発作の患者さんを受け持ったことがあります。そのかわり、パニック発作が起こりそうになったら、つねにリラクゼーション技法を試みました。安楽な姿勢で横になり、深呼吸をし、足先から始めて頭の先まで段階的に筋肉弛緩を行いました。この技法で完全になくなることはありませんでしたが、回数は相当少なくなりました。

51 私のパニック発作は一生続くのですか?

パニック発作が一生続くということを示した報告はありませんが、十代後半から中年の三十代に始まると考えられています。早期の小児期や、四十五歳以後に起こるものもあります。多くの場合、パニック発作は五十歳代に達すると消失していきます。そのほかに、加齢やストレスにより、パニック発作がもっと増悪する人もいます。なかには、一生を通じて続き、重症の人もいます。だれが、どんな強さで、どれくらいの頻度でパニック発作を起こすかを予測する方法はありません。DSM-Ⅳによると、追跡調査では、六〜十年の治療後、三〇%は経過良好で、四〇〜五〇%は改善するが症状が残っています。二〇〜三〇%は症状があって、不変か、あるいは少しの悪化を示しています。服薬をしていない場合は少なくとも年に一回、そして服薬している場合は年に三〜四回、精神科医に診てもらうとよいでしょう。

精神療法を受けている場合は、多い場合で週三回、少ない場合では月に一回セッションに通うことになります。基本的に、パニック障害は慢性と考えられており、ストレスが加わると再燃する可能性があります。すべての慢性疾患と同じように、寛解と増悪があります。こうした長期の見通しをもてば、たいていの患者さんは、すべてに失望したりはしないでしょう。

52　私の婚約者は二十五歳です。彼女にはパニック発作があり、Lexapro®に助けられています。結婚したら、どんなことが考えられますか？　パニック発作は妊娠や出産に害がありますか？

Lexapro®やその他の抗うつ薬のような薬剤は、通常、パニック発作を防止したり、パニック発作から人々を解放したりします。あなたや婚約者が子どもをつくろうと思うのなら、精神科医に相談し、妊娠する前に投薬治療を中止することができるかを確かめなければなりません（一一三ページ、質問50参照）。妊娠中はできるだけ薬剤を飲まないほうがよいのです。しかし、妊娠中になおパニック発作が持続する場合などは、比較的胎児に危険が少ないとされている抗うつ薬を服用するか、または服薬しないでセラピーだけ受けるとよいでしょう。パニック発作は妊娠や出産の妨げにはならず、早期流産の原因になることもありません。パニック発作が起こっているときは、妊婦は苦しい思いをしますが、自分で緊張を和らげ、自分自身を楽にすることを身につけることができます。

53 十六歳の娘はパニック発作を起こします。娘にスポーツやチアリーダーをするのをやめるように説得すべきですか？

実際は、娘さんにはさまざまなスポーツに参加し、できるだけ活動的にするように奨励すべきです。健康を増進する活動や野外活動は、パニック障害の若い女性にとても適しています。私たちは広場恐怖（外出や自宅のなじみある環境から離れることに対するいわれのない恐怖）を予防したいと思っています。パニック発作の患者さんは広場恐怖を伴うことがよくあるのです。スポーツのような健康な活動も、神経系に生物化学的なポジティブなフィードバックをもたらします。

私たちは恥ずかしさやきまり悪さを少なくしたいのです。娘さんが自分のしているスポーツやチアリーダーを続ければ、多くの楽しい活動の機会に恵まれるでしょう。自分のパニック発作の状態を恥ずかしいと思い、困惑し始めたら、その問題を友人やコーチに話せばよいのです。娘さんは積極的に活動することで、自尊心を高め、自己嫌悪や自己批判をくい止めることでしょう。社会の一員となり、積極的に社会参加すれば、恥ずかしいという感情などどうでもよくなってしまうのです。

54 パニック発作に役立つ治療にはどんなものがありますか?

薬物療法（八六ページ、質問38参照）は不可欠で、認知行動療法*も同様に効果的だということが知られています。多くの研究で、両者の併用が最良であることが示されています。認知行動療法では、患者さんは、パニック発作についての自分の誤った信念に焦点をあて、正しい情報でその信念を修正します。たとえば、パニック発作の患者さんは、本当はなんでもないめまいを、疾病の恐ろしい徴候と誤って解釈しています。認知療法家は患者さんに、めまいの意味について、この誤った思い込みを検討させ、新しい正しい考えを認知させます。

ある二十代の患者さんは、パニック発作の最中、いつも心臓の速い鼓動が気になって、恐ろしい心臓の病気の徴候だと思っていました。彼女の年齢と申し分のない身体状態から、心臓に問題があるとは思えませんでしたが、身体検査、血液検査、心電図（ＥＫＧ）を受けるように助言しました。予想どおり、彼女は健康でした。治療セッションの間に、彼

＊**認知行動療法**　認知療法は認知の誤りやゆがみを修正し、行動療法は行動することで行動そのものを変化させることを目指す治療法。両者を組み合わせたものを「認知行動療法」という。

女の父親が五十代のときに心臓発作で亡くなっており、彼女は自分の頻脈のために、たった二十代にして父親と同じように死んでしまうと思い込んでいるということがわかりました。内科的検査ですべて異常がないという証拠を得たので、頻脈のときには父親が死んだことを思い浮かべるのではなく、頭の中で自分が健康であると思うようにと、指導できました。このように、彼女はポジティブに考えることで落ち着くことができたのです。ネガティブな認知や思考はポジティブな認知におきかえられたのです。彼女にとって、認知行動療法は効果がありました。

一般に、週に一回か二回の定期的な精神分析的精神療法を利用することもできます。これは心配していることについて、患者さん自身がいだいている考えを探索していくことです。数名の患者さんが自分の問題について話をする集団療法も有効です。週三~四回の専門医による伝統的精神分析は、退行を促進するので推奨されていません。これはそれほど有用ではないと考えられています。表4に精神療法の種類を列挙し、それぞれがパニック発作のある人に有効かどうかを示します。

マービンのコメント

薬物療法に平行して、週に一回、ソーシャルワーカーのセラピストに、個人精神療法を受けています。バーマン先生は投薬のために二~三週間ごとに私を診てくれます。このプランは私には合っています。認知行動療法は受けていませんが、精神分析的精神療法と呼ばれる精神療法を受けています。私は椅子にきちんとすわり、セラピストに対面します。私の役割はまず定時に行くことです。これは難しいことではありません。そして、今自分がどんな気持ちをいだいていたとしても、それを正視することです（これは私には難しいことです）。バーマン先生が言うには、治療開始前には今自分のいだいている感情を意識してはいけないそうです。私にわかっているのは、パニック発作が起こる理由のひとつは、自分の気持ちを押し殺していて、それがなぜか誤った警告システムの引き金を引く原因となるということです。近ごろでは、自分のいだいている気持ちを抑圧したり、それがあとになって自分を苦しめるのではないかと警戒するかわりに、この気持ちの正体の何たるかを認識することができます。

●表4　精神療法の種類

精神療法の種類	定義	有用性
認知療法	認知（思考）を分析、変化させる	大変有用
行動療法（認知行動療法を含む）	行動に重点をおき、これを変化させる	有用
精神分析的精神療法	支持的かつ、または洞察を重視する	大変有用
精神分析	小児神経症のフロイド学派の問題解決	有用でない
集団精神療法	性格の変容のために数名の患者さんを一緒に治療する	補助療法として有用
ブリーフセラピー	精神分析を基盤とした時間限定療法	有用
家族療法	家族のメンバーが家族の相互作用のパターンを理解するために一緒に治療に参加する	補助療法として有用

（訳注　国による相違があり、必ずしもそのままわが国にあてはまるわけではない）

55 パニック発作が起こったときに、けいれんがあったように感じます。関連があるのですか?

パニック発作はけいれんではありません。しかし患者さんは、両者が同じもののように感じるようです。パニック発作に関して、患者さんは窒息感、頻拍、震え、頭が狂うのではないかという恐れを表現します。けいれん発作前の過呼吸発作（浅い、速い呼吸）や深い呼吸と似ています。患者さんはめまいや浮遊感、不安、腹部不快感、筋けいれん（ぴくつき）、*紅潮、意識消失を訴えます。過呼吸が長く続くと、その結果、脆弱性のある人の場合けいれんが起こることがあります。*側頭葉《そくとうよう》てんかんをもっている人がパニック発作を起こすことはよくあります。しかしながら、側頭葉てんかんの患者さんは異常脳波（ＥＥＧ）を示しますが、大半のパニック発作の患者さんはそうではありません。

Tegretol®、Depakote®、Neurontin®のような抗けいれん薬はパニック発作をコントロールするのに役立つという報告があります。選択的セロ

＊紅潮　情動の変化により、顔や頸部が突然、短時間、赤くなること。

＊側頭葉てんかん　てんかんの焦点が悩の側頭葉に存在するてんかん。

トニン再取り込み阻害薬（ＳＳＲＩ）や三環系抗うつ薬のような抗うつ薬は伝統的にはパニック発作に使われてきました（六二ページ、質問27／八六ページ、質問38参照）。場合によっては、抗うつ薬はけいれん閾値《いきち》を下げる可能性があるので、パニック発作中に脳内でてんかんのような現象が起こっている場合は、抗うつ薬は効果がありません。

56 運転中にパニック発作が起こります。自分でなんとかする方法はありますか?

多くの患者さんは、とくに高速道路で運転中にパニック発作が起こります。車に閉じ込められたら、その道路からかんたんに抜け出ることができないと感じているからです。気が遠くなりそうになったら、できれば車を路肩によせて、深呼吸の練習をしなさい。**パニック発作はたいていすぐに通り過ぎますが、その発作がもたらした恐怖が最悪の部分なのです。**

自分の状態がパニック障害だとわかれば、心臓発作なのか、気が狂うのではないか、などと思い込まなくてすみます。パニック発作が一時的なものだとわかれば、ふつう患者さんは楽になります。パニック発作の患者さんの多くは、発作が過ぎ去るのを待ち、それから道路に戻ることができます。大事なことは、道路や運転に恐怖心を抱かないことです。

パニック発作が起こったときに車を路肩によせることができるようにと、つねに高速道路の右車線を運転している患者さんを受け持ったことがあります。運転中パニック発作が起こるかもしれないということが途方もない心配を引き起こすのです。薬物治療や精神療法が効いて、パニック発作から解放されましたが、それでも右車線を走ることをやめず、心配するのです。長い期間をかけて、この問題に専念し、この習慣を変えていきました。

マービンのコメント

私も、運転中にはじめてのパニック発作が起こりました。私は車を運転することが恐怖にならないように戦わねばなりませんでした。大事なことはできるだけ早期に治療を受けることです。活動の妨げになるような問題を放置しておいてはいけません。

57 はじめてパニック発作になったのは、マリファナを吸っているときでした。今はもう吸っていません。こうしていれば、パニック発作は良くなりますか？

さまざまなドラッグがパニック障害の引き金になりますし、またパニック障害はドラッグを使用しなくても起こります。マリファナは脳のいろいろな部位におけるセロトニン受容体のアンタゴニスト[訳注1]でもあり、アゴニスト[訳注2]でもあります。このために、セロトニン代謝が障害され、マリファナを使用後にパニック障害が始まるのです。

コカイン[*]はエピネフリン系に働きます。コカインを吸ったり、経鼻吸

訳注1 **アンタゴニスト（拮抗薬）** 薬剤のほかの作用に対立するもの。薬剤のほかの活動や作用を中和または阻害する。

訳注2 **アゴニスト（作動薬）** 受容体と結合して、その薬剤そのものの作用を発揮する。

＊コカイン 嗜癖性の中枢神経刺激薬で、カテコールアミンを増量し、多幸感を引き起こす。パニック発作の患者さんはこの物質の摂取を避けるべきである。

引や注射後、最初のパニック発作が起こったという多くの症例報告があります。興奮薬やその他の中枢神経刺激薬はコカイン使用と同様の効果があります。タバコの喫煙や禁煙はパニック発作の引き金になります。患者がドラッグ使用をやめても、正常になり、パニック発作が止まる保証はありません。

ある患者さんは、はじめてマリファナを吸ったそのときにパニック発作になりました。はじめ自分に何が起こったかわからず、薬の「ハイ」とはこんなものだと思っていました。それがあまりに不快だったので、もう繰り返したりはしませんでした。その話題について友人と話をしたときに、多くの人はマリファナを吸ってもパニック発作が起こらないことを知りました。けれども、それがあまりに不快だったので、二度とやろうとは思いませんでした。その患者さんは、発作はドラッグがなくても起こる特異なエピソードなのか、またはマリファナがパニック発作の引き金になったのか、わかりませんでした（訳注　マリファナもコカインも非合法的なドラッグで、この項目は非日常的な内容です）。

58 私にとって最悪のパニック発作は飛行機に乗っているときでした。今、飛行機に搭乗するときいつも心配です。どうしたらよいでしょうか?

飛行機搭乗時にパニック発作が起こるのはよくあることです。私の患者さんは、飛行機が今にも墜落すると確信して、どのように飛行機から逃げたかを私に話しました。飛行機では何も起こらなかったのです。その患者さんはあとになって、それがはじめてのパニック発作だったことを知りました。今では、飛行機に乗るときはいつも、Xanax®を〇・二五ミリグラム服用しています。これを服用すれば、落ち着いていられるようです。もし同じような恐怖があれば、飛行機に乗っている間あなたを助けてくれる少量のトランキライザーを処方してもらうように、医師に頼んでもよいでしょう。薬のかわりに、認知行動療法や瞑想で学習した技法のほうがよいという患者さんもいます。

あなたが経験したことは負の条件づけ*と呼ばれています。飛行機に乗

＊負の条件づけ　九四ページ「＊条件づけ」を参照。

っているときに恐ろしいパニック発作が起こったために、ふたつのことは無関係にもかかわらず、あなたの心は飛行機に乗ることとパニック発作を関連づけてしまいました。

ロシアの生理学者、イワン・パブロフ博士は一八〇〇年代に、正と負の条件づけについて研究しました。パブロフ博士はベルを鳴らし、それから犬に肉をやりました。エサをやることとベルが鳴ることを犬が関連づけるまで、これを数回繰り返しました。次にベルを鳴らしても、エサをやりませんでした。それでも犬は唾液を出しました。肉をもらわないにもかかわらず、頭の中でふたつのことは関連していました。ふたつのことの関連づけがなくなり、唾液が出なくなるには、ベルを鳴らしてエサをやらないことを数回繰り返す必要があります。

その患者さんは飛行機に搭乗するたびに医師の指示によるXanax®を服用し、パニック発作を避けることにより、飛行機に乗ることとパニック発作の間の関係を打ち砕こうとしています。いつかふたつの関係は消えていきます。

患者さんは認知行動療法[*]を受け、飛行機に搭乗することがパニック発作を引き起こすという考えは不合理であることを学びます。さらに、認知行動療法家は、患者が飛行機に搭乗するときに、そのとき使おうとしている飛行機利用にあたって、より合理的な考え方の道案内をしてくれるのです。

瞑想法を用いれば、深いゆっくりとした呼吸で、あなたの過去や想像の中の肯定的なことを心に思い浮かべることができます。肯定的な心象《しんしょう》には次のようなものがあります。日没の海の景色を目の前に思い浮かべたり、そこにいること想像したり、空の色あいの変化を見たり、浜辺の波の音や頭の上を飛んでいる鳥のさえずりを聞いたり、海の香りをかいだりすることです。心象を思い浮かべ、ゆっくりと深い呼吸に専念すると、リラックスする能力が増進されます。身体がリラックスするにつれて、パニック発作の引き金となる不安が軽くなっていくのです。

＊認知行動療法　認知療法は認知の誤りやゆがみを修正し、行動療法は行動することで行動そのものを変化させることを目指す治療法。両者を組み合わせたものを「認知行動療法」という。

59 妹は統合失調症とパニック発作にかかっています。こういうことはあるのですか?

パニック発作は多くのほかの精神疾患と併存することがあります。もろん、統合失調症[*]の患者さんもパニック発作にかかります。世界の人口の一％が統合失調症と考えられています。医学の社会において、この障害は脳の器質的な変化によるものだと徐々に理解されるようになりました。

統合失調症の人にはふつう、妄想[*]や幻覚[*]があります。妄想は偏執症ともいい、妄想の中の登場人物に被害を受け、あるいは追跡されていると思い込むことです。幻覚は幻聴であることが多く、自分に話しかける声が聞こえるというものです。その声は他人や宇宙から、または自分自身の頭の中に発するものとしてとらえられます。統合失調症の患者さんでは、平坦な感情の状態（DSM-Ⅳでは、感情鈍麻《かんじょうどんま》という）、解体した行動（子どもっぽい風変わりな動作）、意欲低下（目的にかなった行動を開始し遂行する能力がない）がみられます。

***統合失調症**　妄想や幻覚を伴う精神病の特徴をもった精神障害。

***妄想**　確固とした、誤った信念。

***幻覚**　実際にそうした刺激や情況がないのに、明らかな、しばしば強い主観的な、対象や出来事に関する知覚。視覚、聴覚、触覚、それに嗅覚や味覚も含む。

統合失調症の患者さんは、パニック発作を止めるために、ほかの患者と同じような薬剤、つまり抗うつ薬の選択的セロトニン再取り込み阻害薬（SSRI）か[訳注1]マイナー・トランキライザーを服用していることもあります。こうした患者さんが抗うつ薬を服用すると、幻覚や妄想の引き金になる危険性があります。このため、Klonopin®かXanax®のようなマイナー・トランキライザーを服用したほうがよいこともあります。統合失調症の患者さんの多くは、すでに、Jyprexa®やRisperdol®といった[訳注2]メジャー・トランキライザーを服用しています。メジャー・トランキライザーを服用している患者さんにマイナー・トランキライザーを追加すると、さらに眠けや倦怠感が強くなる場合があります。このような場合は、抗うつ薬を服用するほうがよいでしょう。

訳注1　**マイナー・トランキライザー**　一般に汎用されている抗不安薬

訳注2　**メジャー・トランキライザー**　抗精神病薬

60 妹は、吐き続けるのはパニック発作のせいだと主張していましたが、あとになって過食症だとわかりました。これはどういうことですか？

過食症*では、患者さんは過食のあと嘔吐することで体重増加をコントロールしたり、下剤を用いたり断食をしたり、過度の運動をしたりします。この場合の嘔吐は通常、自己誘発性嘔吐（自分の意志で嘔吐する）です。パニック発作の患者さんはめったに頻回な嘔吐はありませんが、吐き気や腹痛が出ることがあります。過食は自分を落ち着かせる手段で、パニック発作においてもみられます。パニック発作のある私の患者さんは、実際に嘔吐に恐怖を抱いていました。だれか嘔吐をしている人を見ると、それによってパニック発作が誘発されるというもので、その患者さんは調子の悪い嘔吐をしている人をできるだけ避けようとしました。

あなたの妹さんは、たぶんパニック発作と過食症をもっているのでしょう。多くの精神障害は併発することがあります。

＊**過食症**　摂食障害。患者さんは体重にとらわれ、食物をむさぼり、そのあとにそれを排出する（嘔吐や下剤の使用）、あるいはやせ願望のための過度の運動を行う。

パニック発作と過食症をもつ別の患者さんは、選択的セロトニン再取り込み阻害薬（ＳＳＲＩ）で調子が良くなったようです。このようにして、両方の問題を解消することができました。ＳＳＲＩでパニック発作はなくなり、数カ月以上の投薬治療と精神療法で、過食症のエピソードを一日三回から週一回に減らすことができました。数年にわたる治療で、ようやく過食症は止まり、年間二～三回のパニック発作があるだけとなりました。

61 パニック発作のためにCerexa®を服用していると、リビドーが減少し、セックスのときに感覚が落ちることに気がつきました。このような性欲の減退をどうしたらよいですか？

残念ながら、Cerexa®のようなＳＳＲＩは性機能障害と関係があります。副作用をやわらげるために、Wellbutrin®のような薬剤を併用することができます。しかしWellbutrin®などを併用すると、実際にパニック発作の引き金となることがあります。精神薬理学専門医といっしょに慎重に問題を解決しなくてはなりません。もうひとつの解決策は、パニック発作があらわれず、しかも正常な性機能を確保できる程度に、投薬をできるかぎり少量にすることです。さらに、「休薬日」を設けるという方法もあります。つまりセックスの前二十四時間は服薬を中止し、セックスが終わったあとすぐに服薬を再開するのです。Viagra®などは性交時にも用いることができます。Viagra®はある酵素を阻害することにより、生殖器の領域に血液の供給を促進する働きがあります。男性にも女性にもViagra®は効きます。南米の植物から得られるヨヒンビン*（Yohinbine）などは、パニック発作を誘発するおそれがあります。

マービンのコメント

私もCerexa®について、セックスで問題がありました。事実、これがこの薬による唯一の本当に大事な副作用だったのです。感覚が減少するだけでなく、オーガズムをもてなかったのです。私は休薬法をやってみましたが、効果があ

***ヨヒンビン**　南アメリカの植物（学名：Corynanthe yohimbi）から抽出されるアルカロイド系薬剤で、性欲亢進のために用いられてきた。

りませんでした。性機能が正常に復するまで三日間、薬を中止しなければならなかったからです。三日たたないうちに、Cerexa®は身体から完全に消えて、パニック発作を感じ、そのために再び服用しなければなりませんでした。ほかの薬を併用しましたが、実際効果がなく、結局医師の指示によりViagra®を試しました。これが効いたのですが、一〇〇ミリグラムまで使用しなければなりませんでした。セックスの前に二〇分待つということを告げるのがとても恥ずかしく思いました。結婚していたら事態は違っていたかもしれませんが、まさにデートのときは、全力を振り絞ってがんばらなくては、という気持ちになりました。治療者とこのようなことをすべて話し合い、治療者は私が「男であること」と勃起することを同じこととみなしていることに気づかせてくれました。私は以前よりリラックスするようになり、いつも五〇ミリグラムViagra®を服用し、調子がいいです。

62 パニック発作が起こってから、母にとても依存するようになった気がします。これはとても恥ずかしいことです。もっと自主性をもつには、どうすればよいでしょうか？

パニック発作が起こると、多くの人は過度に他人に依存し始めます。はじめのころはそうかもしれませんが、ずっと限りなく持続するものではありません。ある患者さんは、パニック発作が始まったとき、どこへ行くにも夫にいっしょに行ってくれるように頼みました。しばらくして、夫はそれが窮屈になり、さらに自分の仕事ができなくなりました。治療の中で、彼女には依存の必要性があったことを分析しました。彼女は子どものころ母親に見捨てられると思い、母親が近くにいるときには死に物狂いでしがみついていたということがわかりました。彼女は病気にかかったとき、この行動を夫に転移（投影）していたのです。パニック発作が減少するにつれ、徐々に夫に依存することからひとり立ちしていきました。

パニック発作の患者さんの依存欲求については、多くの精神分析理論があります。その多くは、両親が児童期に何らかの形で自分を見捨てたという信念に言及しています。ある患者さんは四歳のとき、大きなデパートで母親とショッピングをしていて迷子になりました。それは恐ろしい体験でした。パニック発作はその後すぐに始まりました。これが単なる現実の記憶なのか、この患者さんが母親に対してどのように感じているか説明する象徴的なものなのかは明らかではありませんでした。

また、その患者さんはパニック発作を起こすことをとても恥ずかしく思っていました。パニック発作を化学物質の不均衡として理解していくことで、戸惑いはいくらかやわらぎました。この患者さんは多くのことで、自分を無能だと感じていました。母子家庭の（非婚の）母親は、「あのとき中絶できていたら、そうしていたのに」と、彼女が望まれていなかったことをはっきりと言いました。自分にとって、どんなに人生のお荷物となっているかということを、よく娘に語ったそうです。おそらく母親にしたら、デパートで見捨てることは、自覚はしていないが「意図的」だったのです。患者さんは自分が望まれていないということを恥じ、罪悪感をもっていました。私たちはその点について詳細に議論し、母親が自分を望んでいなかったのは自分のせいではないということを、彼女は理解したのです。また、身体状態（パニック障害）も彼女のせいではないということもわかったのです。そのようにして、恥ずかしいという気持ちが軽くなっていきました。

自分の治療者と話し合ってください。治療者は、あなたが自己に対する新たな洞察を発見するように助けてくれるでしょう。自分の個人歴を確認し、自分を恐怖に導く理由を知ることができれば、そうした自動的な反応から解放され、もっと前向きで新しい反応行動を引き出すための第一歩を踏み出すことができます。今度は、パニック発作になっても、あなたの苦痛をやわらげてくれる、さらなる自信と感情をコントロールする武器をもって社会の中で活動している自分自身を発見するでしょう。

63 父が亡くなって、私のパニック発作が始まりました。これらは関係がありますか?

喪失による悲しみに関連した神経伝達物質*と同様に、ホルモンレベルの変化が原因で、**肉親の死がパニック発作の引き金になることがあります**。調査によって、肉親の死でパニック発作が始まった患者さんが多いことがわかっています。両親や配偶者や子どもなど肉親の死後に何か病気の徴候があれば、精神科医に相談するのが最善の方法です。喪失体験がうつ病の引き金になることを知っている人は多いのですが、喪失体験がパニック発作の引き金になるというのは新しい概念です。

精神療法によって父親の死についての感情に思いを向けるようになり、また薬物治療がパニック発作を治療してくれるでしょう。人は今生きている人々との生活を大事にして、亡くなった人のことをいつまでも考えないようにすべきだと思っているものです。あなたがお父さんの死から回復するには少なくとも六カ月かかります。うまくいけば、回復はすぐ

***神経伝達物質**　刺激により、化学物質が前シナプス神経細胞に放出され、この化学物質が神経接合部を通り、後シナプス神経細胞に行き、ここで後シナプス神経細胞の刺激や抑制を行う。

にやってくるでしょう。それは抗うつ薬治療が通常四週後に効果をあらわすからです。

もし愛する人の死が差し迫っているなら、実際の喪失の衝撃的局面を避けるために、できるだけ早期にそれに対処し始めたほうがよいでしょう。喪失体験について、家族や友人やあるいは治療者と話し合うことです。死別の集団療法はたいてい役に立ちます。よく宗教グループが有益な死別のカウンセリングをしています。

64 月経前症候群になると、よくパニック発作が起こります。これはどうしたらよいですか?

月経前症候群*（PMS）は一般的に、ホルモンの不均衡によって膨満感、頭痛、焦燥、倦怠や感情の不安定を引き起こします。その期間でのパニック発作、あるいはうつを予防するために、選択的セロトニン再取り

***月経前症候群**（PMS） 女性における、膨満感、頭痛、焦燥、疲労、情緒的傾向を引き起こすホルモンの不均衡。

込み阻害薬（ＳＳＲＩ）を予防的に服用する患者さんもいます。月経前不快気分障害（ＰＤＤ）*はＰＭＳの症状がさらにひどくなった状態で、とくに薬物治療が推奨されます。

*月経前不快気分障害（ＰＤＤ） ＰＭＳの中でさらに重い症状を示す。薬物治療を要する。

私の患者さんのジャネットは、パニック障害のためにCelexa®を二〇ミリグラム、毎日服用していました。月経前の二～三日はＰＭＳとたたかうために、Celexa®を三〇ミリグラムまで増量しました。彼女はこれを一年間継続した結果、通常のＰＭＳの時期ですら、パニック発作がないばかりか、ふだんと変わらぬ良い気分であることに気づきました。

もしも、適切であれば、ＰＭＳとパニック発作に対処するもうひとつの方法は、婦人科医に避妊薬を処方してもらうことです。問題はホルモンの不均衡、つまり異常なエストロゲンやプロゲステロンレベルにより引き起こされているので、避妊薬はそのバランスを修復することがあります。ホルモンバランス系が改善すると、パニック発作も止まることがあります。

65 Klonopin®を中止しようとしていたときパニック発作になり、結局二〜三カ月継続しました。この薬をどのようにやめたらよいですか？

とくにパニック障害の患者さんは、どんなベンゾジアゼピン系薬剤でも、医師の指示にしたがい長期間かけてゆっくりとやめるべきです。やめようとするといつもパニック発作が起こってしまうので、なかにはKlonopin®のような薬剤はやめることができないと感じている患者さんもいます。ときには、Klonopin®からの離脱を援助するために、抗けいれん薬やそのほかの薬剤を追加することができます。何週にもわたって、ゆっくりと服用量を減量していくことが重要なのです。つねに不快な時期を伴い、離脱の最後の二〜三日はパニック発作が起こることもあります。

パニック発作をひそかに自分でコントロールするために、一ミリグラムのKlonopin®錠を12錠服用していた患者さんを受け持ったことがあります。彼女は何年もその薬剤を服用しており、身体には耐性ができあがっていました。私と情報交換をするよりむしろ、Klonopin®の処方箋を手に入れるためにドクターショッピングをしていました。彼女はコントロールが利きませんでした。ある日、自分の常習量に見合うだけのKlonopin®を充分に入手することができませんでした。結局、けいれんを起こし、緊急室に運ばれました。そこで私に会った彼女は、Klonopin®常習癖の程度を告白せざるをえませんでした。私たちは彼女を入院させ、中毒者のゆるやかな回復スケジュールに乗せ、Lexapro®（一日に一〇ミリグラム）を投薬しました。入院しても、Klonopin®と手を切ることはたいへん困難でした。三週間後、彼女はすっかり安定し、Lexapro®の服用のみで帰宅しました。その時点では、この薬剤ではパニック発作はまだ消えていませんでした。結局、三カ月後、抗てんかん薬のTopamax®を併用し、Lexapro®二〇ミリグラムで、パニック発作を止めることができました。

こういう話を聞くと、Klonopin®を薬物依存傾向のある特定の患者さんに処方する際に、医師は非常に慎重になります（訳注　この本文中に記載されているけいれんなどの離脱症状は通常のベンゾジアゼピン系薬剤の投薬量では起こることはありません。これは長期過量服薬による特殊な場合と考えられますので、誤解のないようにしてください)。

66 パニック障害には、Xanax®やKlonopin®を服用するのがよいのですか?

パニック発作の患者さんがどのタイプのマイナー・トランキライザー[訳注1]を服用する場合も注意が必要です。こうしたベンゾジアゼピン系薬剤は限られた期間に限定し、控えめに服用すべきです。Klonopin®は十二時間持続、すなわちより長い半減期[訳注2]をもっているので、より適しています。Xanax®は三時間しか持続しないので、さらに短時間で服用することが必要になり、これが依存性を強めることになります。最も良いのは、抗うつ薬の効果が出るまで、短期間そうしたマイナー・トランキライザーを服用することです(一四二ページ、質問65参照)。

多くの場合、患者さん自身の薬剤の飲み心地により、薬剤の向き不向

訳注1 **マイナー・トランキライザー** 一般に汎用されている抗不安薬

訳注2 **半減期** 化学反応あるいは酵素反応の一次反応において、物質(薬剤)の半分が変化または消失する時間。

きがあります。もし、禁忌がなければ（薬剤服用のリスクがない場合）、医師はその薬剤を処方することになります。Klonopin®は、一日に二回の服用にすべきです。二十四時間をカバーするためには、午前八時に一回と、午後八時に一回というスケジュールがわかりやすいでしょう。

67 同性愛（ホモ）であることを隠しているからパニック障害になるといつも思っていました。関係がありますか？

同 性愛を隠すことで不安が生じるのであれば、充分にパニック発作の要因となります。何かを隠さなければならない場合、悩みを感じ、それによって、脳内のGABA系[*]やノルエピネフリン系のような化学物質の系が活性化し、パニック発作を引き起こすのです。

新しい仕事の面接に行ったときにはじめてパニック発作に見舞われた、という患者さんがいます。そのとき彼は二十五歳で、新しい流行のビジ

＊**GABA系** 抑制性神経細胞に働く、脳のさまざまな領域の神経伝達物質系。GABA系が充分に働かないと、神経細胞は抑制されるべきときに抑制されず、過剰な刺激が生じ、その結果、パニック発作やその他好ましくない症状が起こる（四一ページ「＊GABA（ガンマアミノ酪酸）」参照）。

ネススーツを着て花模様のネクタイをして、見苦しくないかっこうでした。雇用者は威厳のある保守的な感じのビジネスマンで、いかめしい態度でした。彼は細かいところまで面接されたので、言外に同性愛を非難されると勝手に思い込んでしまいました。面接の間、急にひどい発汗と恐ろしいほどの動悸《どうき》に見舞われました。今にも死ぬかと思いました。彼ははじめてのパニック発作にもかかわらず、何も語らず、ポーカーフェースを続けていました。彼は、その威厳のある雇用者は何が起こっているのか気づいていないと思いました（彼はその仕事につきませんでした。そしてあとになって、このビジネスマンもゲイであったことを知りました）。しかし、彼の不安は発作の引き金になり、そのときからパニック障害にかかったのです。同性愛であると知られてしまうことを不安に思う日々が続きました。今では、同性愛者であることを公にして、パニック発作は起こっていません。彼が受けている治療や薬物治療が役に立っているのか、あるいは同性愛としての同一性に今は満足しているからでしょう。

68 社交的な状況に入っていくときに、パニック発作が起こるのではないかとこわくなります。このため、多くの状況を避けてしまいます。どうしたらよいですか?

社会状況に対する恐怖を感じるようになったら、社会恐怖*となる前に、できるだけ早く治療を受けることが重要です。パニック発作に対する恐怖は、その障害の証しのひとつです。社会恐怖は、慣れた場所や多くの無害な状況から外に出ることなど、あらゆる種類の社会状況に関連した恐怖を含みます。そうした状況を避けることに抵抗し、その状況に入っていくことによる恐怖を克服しなければなりません。他人と交わったり、散歩に出かけたり、エレベーターに乗ったり、恐怖となることに直面することをすすんで行うことによって社会状況に接する訓練をすれば、必ずしもすべての状況が恐ろしい事態ではないということが理解できるようになり、自信をもつことができます。

社会恐怖をもっている人は、うつ病や統合失調様パーソナリティ障害がないか、確かめる必要があります。精神科医のところに治療に行けば、

***社会恐怖**　見知らぬ人や他人に監視される可能性にさらされる、社会的あるいは遂行する状況でのひとつ以上の顕著で持続的な恐怖。つまり、戸惑い、屈辱的となる不安な状態でふるまうことになるということ。

それが明らかになります。もしもどちらかの障害があれば、社会恐怖の標準的な治療は役に立ちません。うつ病の場合、抗うつ薬の服用が有用です。統合失調様パーソナリティ障害の場合は治療後も、自分の行動に対する恐怖を克服できないかもしれません。

ある患者さんは多くの人に会わなければならないパーティーや会議に出席するのを避けていました。汗をかいたり、不安気に見えたりすることを気づかれているのではないかと、恐れていたのです。過去にパニック発作を起こしたので、また起こるのでないかとびくびくしていました。私たちは治療において、彼の恐怖について調べ、他人が自分を過度に注目していると信じ込んでいることがわかりました。子どものとき、母親が彼を過度に注目していたのです。母親が過剰に関心をもっているただひとりの子どもだったということを、私は指摘しました。他人いや仲間でさえ、母親のようには、彼の態度の微妙な差異に関心などもっていなかったのです。他人は自分自身や、自分がいかにふるまうかに最も関心があるものです。患者さんはこの説明の論理を理解し、外出時にそれを利用することができました。実際に外出し、行事に参加することは、彼には苦しい戦いでした。しかし、実行したときは、私たちはともにこの行動をほめたたえ、強化しました。私は、彼が勇気をもって外出するときはいつでも、彼自身の功績であることを信頼することで、その行動を強化しました。彼は映画を見にいったり、ポップコーンのような好物を食べたりすることで、自分に報酬を与えました。結局、外出することは徐々にたやすいことになり、遠出をすることが待ち遠しくなったのです。

69 パニック発作をもっているということはスティグマだと思っています。だから友人や家族に打ち明けたくありません。どうしたらよいですか?

多くの患者さんは、パニック発作やすべての精神疾患を、本当に悪い、恥ずべきものと思い込んでいます。それゆえに　なかなか治療を受けたり援助を受けたりできないのです。精神科医、臨床心理士、ソーシャルワーカーやその他の精神保健の専門家は何年も、精神病の名誉回復に取り組んでおり、事態は良くなりつつあります。映画スターやニュースキャスターなどの有名人が歩み出て、自らのうつ病やパニック障害のことを論じています。何百万ものアメリカ人が抗うつ薬や抗不安薬を服用しています。人々は公の場に出ているのです。目下の目標はスティグマ[訳注1]をなくすことです。NAMI[訳注2]などのような組織も同様に、そうした精神障害の名誉回復に努めています（二〇九ページ、資料3）。もしあなたが足を運んで、それについてほかの人と話し合うことができれば、パニック発作への理解や名誉回復の助けとなるでしょう。

パニック障害にかかっていることを上司に打ち明けることは危険で困難なことと考えている患者さんがいました。ついに、打ち明けることを決心しました。彼女が打ち明けると、上司はたいへん理解を示してくれ、パニック発作がひどくなったときには休暇をくれました。別の患者さんの場合は、パニック発作のことを打ち明けたとき、上司は石のように沈黙したそうです。二～三カ月後に管理職に昇進するチャンスが来たとき、

訳注1　**スティグマ**　人々や社会が特定の病気や態度、行動様式についてもっている否定的な感情。

訳注2　**NAMI**（National Alliance on Mentally Ill）アメリカ合衆国において、精神障害者の生活環境を改善しスティグマをなくすことで精神障害者を支援する精神保健ケアシステム。

年齢でも仕事の上でも自分より年少の同僚に先をこされました。私の患者さんは弁護士に相談して、会社を提訴しました。彼女はまだ訴訟を続けており、それは費用がかかりますが、この過程により、少数派への権利が強化されたという実感がわいています。パニック障害について上司に打ち明けることに関するジレンマは、できるだけ多くの要因について個々に検討することにおいてのみ、終止符を打つことができるのです。

マービンのコメント

スティグマには私もいくぶんは悩まされています。自分にパニック発作があることをみんなに言わないようにしており、それを誇りに思っています。糖尿病のような身体疾患であれば、もっとおおっぴらにするでしょう。しかし実情は、パニック発作があることを告白するというのは、自分が何かにつけて、いくじがなく臆病者だと言っているようなものなのです。女性の心をひきつけ、男性から頼りがいのある強い男とみられたいのです。頼りなく、おびえているようにみられることを、だれが望んだりするでしょうか。崇拝する男性の映画スターがパニック障害だということを告白するとしたら、私はそんな宣言に立ち会いたくありません。彼には地位もお金もあり、パニック発作をもつことができる余裕があり、自分にパニック発作があると明言できる余裕があると、私には思えるのです。それは、そうした男性の映画スターのひとりが装飾品を身にまとっているのをじっと注視するようなもので――だれも男らしくないなどとは思わないでしょう――、富と名声があれば何でもやり過ごすことができるというだけのことです。もしも別の男がパニック障害をもっていることを告白するなら、私もそうであることをともに打ち明けるかもしれません。でも、とくに職場では、できないでしょうね。スティグマは厳然としてあり、いつだって、そのうち消えてしまう、なんてことはないのです。

70 私にできるような、パニック発作を予防するためのエクササイズがありますか?

パニック発作を予防する特別なエクササイズはありませんが、一般に行われているエクササイズをするというのは良い思いつきです。エクササイズをしない人は、エピネフリンの急増に見舞われやすく、フィードバックシステムが化学物質の不均衡を相殺することに充分機能しないことになります。心理療法家やソーシャルワーカーや、ヨガ・太極拳のインストラクターなどがよく指導する呼吸法のエクササイズは、パニック発作の患者さんに役に立つ場合があります。

呼吸法を使ったエクササイズは、呼吸のリズム（律動的な動き）やペースを意識することにあります。パニック発作の患者さんは、代表的な過呼吸常習者であり、浅い呼吸の常習者です。こうした患者さんには、意識してゆっくりと深く呼吸するように指導します。ヨガ風の呼吸は有効です。単に**呼吸に注意を集中し、呼吸のリズムをゆっくりと落として、深く長く、緩徐な呼吸にしていけば、筋肉も気持ちもリラックス**していきます。できるだけ頻繁に呼吸法を練習すべきです。なぜなら、パニック発作が起こったとき、意識しなくても、すぐに呼吸法を利用する準備ができるからです。意識しなくても、呼吸法が習慣になるでしょう。

ある患者さんは、どうしてもうまく呼吸ができなくて、そのためパニック発作のとき自分でなんとかするための呼吸法を学ぶことができないと訴えてきました。私は彼女にすわってもらい、彼女の抱いている考えについて検討しました。結局、彼女は自分自身や呼吸についていたくさんのことを思い描いていたことに気づき、変わることができました。この女性はしばしば息をこらえてから浅い呼吸をするために、過呼吸とパニック発作を引き起こしていたのです。行動パターンを自分で変えることができれば、深く身体にしみついた問題を軽くできるとわかるようになるのです。生活のかなりの部分にいすわっている行動パターンを変化させることはかんたんではありませんが、少なくともやってみる価値はあります。

71 極度にストレスの多い仕事の場合は、欠勤の許可をとるべきでしょうか?

私はいつも自分の患者さんに、できるなら仕事に行くように勧めています、なぜなら、不安障害の人は自分の生活に枠組みをもつことが必要だからです。仕事は日々の枠組みを提供してくれるかんたんな方法です。しかしながら、なかには、衰弱してしまうほどストレスの多い職場もあります。たとえば、株式仲買人や研修医や警官は、アドレナリン系の極度の刺激で、しばしば心身が酷使されるほど、強いストレスにさらされます。パニック障害の患者さんには、このアドレナリン系をしずめるようにします。だから、このような患者さんには仕事が逆効果になってしまうのです。

私は数週間欠勤の許可をとることや、よりストレスの少ない持ち場に移ることを提案します。一例をあげると、警察官が現場に出るかわりにしばらくデスクワークにつくようなことです。他人にはストレスの少ない仕事でも、パニック障害の患者さんがそれをよりかんたんにこなすには、訓練しなければなりません。この目的のために集団診療に参加し、リラクゼーション技法を通して、個人精神療法家と作業に取り組みます。

なかには、とくに完璧主義者や強迫性障害*をもつ人は仕事をしないことがよりストレスとなることがあります。こうしたタイプの人が家にいると、落ちこみ、うつとなり、パニック発作を引き起こしかねません。そのような人は自分の仕事をもち、あるいは、たとえボランティアであっても、なんらかの活動をすべきなのです。

72 パニック発作にかかってから、自分の容貌が過剰に気になります。奇妙に思えるでしょうが、自分は頭でっかちで、身体が小さすぎ、貧弱だと思うのです。どうなってしまったのでしょう?

さまざまな精神障害として診断されたあと、自分の身体や自分自身について異様に感じることがあります。もし自分が奇妙に見えると思っても、みんながあなたのことを正常に見えると言うなら、身体醜形障害*という診断にあてはまるかもしれません。これは外見上、身体に欠陥があ

***強迫性障害**　強迫観念（反復して起こり、制御できないと思う思考、観念、衝動。それらに困惑し、じゃまになり、しかも非合理的だと気づいている）、または強迫行為（一定の行動が「法則」にしたがって反復して行われる。この儀式は、強迫観念によって引き起こされる不安を軽減するために行われる）を病像としてもつ精神障害。

***身体醜形障害**（BDD）　外形の欠陥の思い込みに

ると思い込んだ先入観なのです。そのような心配は必然的に度を越して、社交場面や職場での重大な悩みの原因となり、その診断にいたるのです。

自分が伝説上の背丈の低いぶかっこうな妖精に似ていると思い込んでいる患者さんを受け持ったことがあります。私にも、そしてたいていの人にも完璧にふつうの人に見えるので、彼の言っていることを想像するのは困難でした。平均的な背丈より若干低かったのですが、それ以外は変わったところはありませんでした。しかし、人のあふれた部屋に入っていくと、いつもパニック発作を起こしました。なぜなら、みんなが自分をじろじろ見て、批評していると信じていたからです。

週に二回、何カ月にもわたり、彼の誤った思い込みをなんとか思いとどまらせるために、ともに精神療法に取り組みました。彼は、自分が間違っているということを示す証拠に直面しても、自分の見方を変えませんでした。彼に、みんなが彼のことをどう思っているかを尋ねさせました。その結果、だれも彼のことを小人だと見ているとは言いませんでした。何週間かのちに、効果のあったものは、Lexapro®（一日三〇ミリグ

とらわれること。その心配が著しく、社会状況において苦痛を生じる。

ラム）でした。この薬はパニック発作を軽くしましたが、依然として、自分がまったく正常であるとは思っていませんでした。

多くの患者さんは、自分自身に多少は極端な見方をもっているものです。太りすぎているとか、鼻が大きいとか思っています。本当はそういうことはまったくないのですが、想像上、感じられる欠陥を誇張しているのです。治療を通して、多くの患者さんは、自分のもっているイメージを他人とともに検証し、自分自身をより客観的に見ることを通して自分に対する現実的な見方を獲得するのです。自分が他人からまったく正常に見えており、身体的な外見に関する自分の見方がゆがんでいることを知って驚くものです。

73 パニック障害をもっているということを、ほかの医師に言ったほうがよいでしょうか？　パニック障害だと言うと、私を特別視して、不快な症状が気持ちからくるのだと説明すると思うのです。

とくに投薬を受けているなら、パニック障害があることをほかの医師に伝えることは重要なことです。治療薬の多くは、むやみに併用するとよくありません。だから、心臓専門医がたとえば心拍を増加させる薬剤を投薬しようとするとき、あなたがパニック障害にかかっていることは知っているべきです。そうすれば、その医師は、心拍を増加させてパニック発作が起こったのだとあなたに思わせるような薬剤は投薬しないでしょう。ふつう、ほかの選択肢があるものです。多くの人は、自分がかかっている内科医にパニック障害のことを隠しています。自分の病気がすべて精神障害からきているのだと思われたくないからです。残念ながら、医師の中には、そう思う人もいるかもしれません。これは質問69（一四九ページ）で論じたスティグマです。何度でも、その内科医を呼んで、私が患者さんのパニック発作について説明しましょう。たいていの医師はこの病気についての最新の情報を知って喜ぶものです。彼らは三十年前に医学校に通学していたころに習っていますが、自分の専門の最新情報に追いつくのに忙しすぎて、精神医学的問題についての最新情報を検討する時間がありません。もし、内科医でさえ最新の情報に追いついていないとしたら、門外漢の大衆がパニックについていかに思い違いをしているか、想像できることでしょう。しかしながら私は、病院や救急室や、診療所の医師やスタッフに、服用している薬剤と同様に自分の状態について情報を与えることが、パニック発作の患者さんの義務であると信じています。

マービンのコメント

私はかかりつけの医者に、自分のパニック障害のことを打ち明けました。彼の反応から、パニック障害について何も知らないことがわかりました。彼は私をすわらせて、パニックのような気持ちについて説明しようとしました。「先生、心配しないで、私は、そういうことについてずっと治療してくれる治療者にかかっていますから」と私は言いました。すると医師は「何をそんなに心配しているのですか」と言いました。私は、多くのことが心配で、それがまさに私の性格なのだということを説明しました。パニック発作は、私のもつ正常な不安とは異なります。私は彼に、脳の誤った警告システムのことを話しました。彼はこの本を読めばいいと思います。本職の医師が精神医学についてあまり知らないというのは驚きです。彼らの治療している患者の半数は、きっと身体的問題より心理的な問題をもっていると思います。いずれにせよ、私の言うことを完全に理解してくれないとしても、自分がかかっている医師にパニック障害について話し続けようと思います。

74　私のパニック発作について、子どもにどう説明したらよいですか？　子どもには言わないほうがよいでしょうか？

子どもが幼ければ、たとえば五歳以下ならば、自分の両親に耐えられないことがあるということは理解できないでしょう。この年齢の子どもは、両親は神のように、何でも知っていると思っています。自分の世話をする人のどんな弱点にも、子どもは肝をつぶすほどぎょっとするものです。もしも、あなたがパニック発作に苦しんでいるのを子どもが見たら、深呼吸かリラクゼーション・エクササイズをして、大丈夫であることを、子どもと自分に対し確信させることです。もちろん、事実、大丈夫なのですから。パニック発作で生じる最悪な事態は何でしょうか。状況への恐怖とそれからの逃避です。五歳以上の子どもであれば、パニック障害について説明するのは非常にかんたんなことです。「お母さんは今、気分が良くないの。心臓は速く打っていて、くらくらするけど、すぐに良くなるわよ」と説明することができます。それについて説明しないよりは、説明するほうがよいのです。何でも隠すと、とくに子どもにとっては、その重大さが何倍にもなります。子どもは何かが起きていることを分別できます。化学的な不均衡のせいで恐怖の発作が起こるのだということを説明すればよいのです。もしも、年長の子どもに自分のパニック発作を見られることに心を痛めているのなら、一回のセッションを子どもといっしょに診てもらうように精神科医にたのめばよいでしょう。ときには家族療法は、情報を与えるためには好適なやり方です。そのときにはあなたの配偶者とほかの家族がセッションに呼ばれます。多くの患者さんは、そうした家族のセッションが大変役に立つことを知っています。

75 私の精神科医は、私への投薬を次々と変更せねばなりません。今服用中のLexapro®（一日二〇ミリグラム）は効くのに長くかかり、パニック障害の症状は八〇％くらいしか軽くなっていません。どうしたらよいですか？

ある薬剤が効かないために、精神科医はそれを中止し別の薬剤を試し、さらに別の薬剤を投薬してみなければならないときがあります。そのような場合、患者さんは挫折感を抱くものです。患者さんは良くなって、生活を正常に戻したいからです。私に言えることは、可能なかぎり忍耐強く、そのまま待つことです。薬剤というものは、とくに選択的セロトニン再取り込み阻害薬（ＳＳＲＩ）のような抗うつ薬は少なくとも五週間は一定の服用量で試さなければなりません。服用期間が短かったり、服用量が少なかったりすると、しばしば効果が出ず、治療が不適切だったと考えられてしまいます。そこで、もしも別の医師を受診すれば、その医師は再び同じその薬剤を試し、また一から、その薬剤を除外していかなければなりません。試行錯誤したり病歴を聞かなければ、どの薬剤が効くかなどということは、精神科医にはわかりません。ときには、一度効いた薬剤が次には効かないこともあります。

神経系はつねに順応性があり変幻自在のシステムですが、医学的に充分にわかっているわけではありません。異なった薬剤や薬剤の組み合わせでいくつかの治療を試みることは珍しいことではありません。**よく効く薬剤が見つかったら、それを根気よく服用しなさい。**薬剤は八〇％効果があれば、すばらしい効き目なのです。多くの場合、薬剤というのは二〇～三〇％の効き目しかないのです。どんな症状の軽減でも歓迎しましょう。しかし、もちろん満足のいく結果が出るまで、別の薬剤に変更していってもよいのです。

76 パニック発作のために精神病棟に入院しなければならないのではないかと心配です。そういうことが起こりますか?

パニック障害の患者さんが入院するのは、きわめてまれなことです。たいていの患者さんは外来で治療可能です。入院する場合は、パニック障害に伴う精神医学的な状態の治療が目的であることがふつうです。これには、大うつ病、双極性障害、統合失調症の初期やそのほかの問題があります。パニック発作が主症状である可能性もありますが、これは入院する理由にはなりません。あなたが抱いている、精神病院に入院するかもしれないという恐れは、ほかのパニック発作の患者さんがふだん体験している心配と同じです。パニック発作をもつ患者さんは、パニック発作の結果、自分に起こりそうな恐怖となる事態を心配するのです。

躁状態となり、入院が必要となった双極性障害の患者さんを受け持ったことがあります(六五ページ、質問28参照)。ある夜に、彼女は自分の寮の外に立ち、セックスをするために見さかいなく男たちに声をかけました。

ふだんの適正な分別がまったく損なわれていたのです。その患者さんはもともと奔放ではなく、ハイスクールの高学年以来、ずっとひとりのボーイフレンドとつきあっていました。その躁的行動は、彼女にしては極端に異常で危険でした。はじめは、むきになって、性的な自由を私が奪っていると言い張りました。入院中、彼女はパニック発作を訴えました。もちろん、それは彼女の本来の問題ではありませんでしたし、もしパニック発作が唯一の問題であれば、入院させなかったでしょう。躁状態が落ち着いてきたとき、私が入院させ、彼女の理性のない行動でさらに恥ずかしい思いをしないように思い止まらせたことを、感謝してくれました。

マービンのコメント

パニック発作がはじめて起こったとき、精神病棟に連れていかれるのではないかと恐れました。あなたは自分がおかしくなったと本当に思い込んでいるのです。あなたは途方もないパニックになったと思い、しかも単刀直入に言えば、自分が発狂してしまったということでしょう。幸いなことに、それは事実ではありません。もはや自分自身をコントロールできないほどすさまじい狂人になってしまったわけではないのです。まさしく突発的な不安の発作が起こったのです。それはほんの短時間で自然に止まり、さらに発作を抑えるように薬を服用することになるでしょう。私はパニック発作にかかってから、パニック発作をもったふたりの人に出会いました。ふたりともいずれも入院してはいませんでした。ひとりは発作が年に一～二回しかなく、薬を飲む必要さえありません。もうひとりはProzac®を服用していて、これが効いているようです。

77 九・一一（同時多発テロ）のあと、家を出てさまよい、自分がだれなのか、どこから来たのかも思い出すことができませんでした。それは恐ろしい経験で、パニック発作もそのとき始まりました。この原因を説明できますか？

あなたはいわゆる解離性遁走*というエピソードになっていたのです。家から遁走し、自分の過去を思い出せず、身元もわからなくなる障害です。それはまれな状態で、戦争や九・一一のような大惨事のときに起こり

***解離性遁走**　人が家から失踪し、自分の過去を想起できず、身元がわからなくなり困惑する。戦争や九・一一のテロ事件のような外傷的な出来事において起こり、ふつうは一過性である。

ます。人は恐ろしい経験や苦しい気持ちから逃れたいと思うものなのです。

頭部外傷や、アルコールやほかの薬物乱用歴があると、この障害にかかりやすくなります。*側頭葉《そくとうよう》てんかんもまた、解離性遁走となるかもしれません。

通常この遁走状態は何時間か何日、持続するにすぎませんが、九・一一のような厳しい外傷体験後は、パニック発作が誘発され、何年も持続することがあります。九・一一の出来事に関するあなたの体験が、両方の状態を誘発したように思われます。催眠治療、薬物療法と精神療法からなる精神科治療を受けるべきでしょう。

母親が亡くなったあと、自分がだれか、どこから来たのかを忘れた患者さんを受け持ったことがあります。自分の母親が亡くなったという現実を否認しようとしていたのです。このときパニック発作を経験しました。家族は彼女をさがして、家に連れて帰りました。正常な精神状態に

***側頭葉てんかん**　てんかんの焦点が脳の側頭葉に存在するてんかん。

回復し、すべてを思い出すまで数週間かかりました。問題は彼女のパニック発作が持続し、これが良くなるまでいくつかの薬剤で治療しなければならなかったということです。

78 私は四人の異なる人格をもった多重人格といわれています。この人格のひとりがパニック発作を起こしますが、そのほかの人格は起こしません。これは実際にあることなのですか？

多重人格障害は、今は、解離性同一性障害*（ＤＩＤ）という専門用語で呼ばれています。この状態は通常、身体的・性的虐待のような幼児期の外傷体験で誘発されます。何が起こっているかというと、過去に患者さんが経験した過酷な体験のために、さまざま側面が、ひとつの統合された人格に一致することができないのです。人格のパーツがバラバラになり、別の人格や自己同一性に解離し、それぞれの人格が周囲や自己に対し固有の感じをいだくのです。そうした別の同一性が、別の時期に患

***解離性同一性障害（DID）** 通常、幼児期の身体的・性的虐待のようなトラウマが引き金となって起こる精神障害。過去の過酷な体験のために、異なる別の時間に患者をコントロールする異なる同一性を生み出す。かつては「多重人格障害」と呼ばれた。

者さんを支配するかたちとなるのでしょう。別の人格にあるときの出来事が思い出せず、時間のひずみ、頭痛、人の声が聞こえたり、異常な行動について他人から言われたり、ほかの人格に由来する自分のものでない衣服や持ち物を発見したりするようなことを経験します。別の人格のめがねの処方箋や、別の人格の衣服をもっていたりします。ある人格のときはパニック発作を起こすが、別の人格は起こさないということもあります。その人格はある一定の感情や物事の側面を経験することができますが、別の人格はそれができないからです。パニック発作を軽減するためには、精神療法や薬物療法を受けることを勧めます。ＤＩＤを引き起こすほど過酷な背景がパニック発作を誘発するのです。

マービンのコメント

私は、別の人格になったように感じることがありますが、バーマン先生はＤＩＤではないと断言してくれます。パニック発作を起こすあなたの一部が「本当の」あなたとは異なる別人格であると信じることができれば、その問題から自分を切り離せるかもしれないと私は思うのです。しかし、私たちは自分の別の側面が統合されて全体としてひとつの人格になっているのだろうと思います。治療により、さまざまな感情や異なった態度について、現状を正しく知ることができます。そのようにして、本来の自分自身を取り戻すのです。おそらく、私ははじめ本来の感覚から分離されていました。こうした理由でパニック発作がはじまったのです。

79 喘息発作のときに何回もパニック発作がおそってきます。どうしたらよいですか？

喘息*はパニック発作のような気分を引き起こします。さらに、喘息治療に用いる刺激薬がパニック発作を誘発することもあります。まず、喘息を治療する医師、通常内科医や呼吸器専門医に、パニック発作をもっていることを知ってもらうことです。また同時に、呼吸を正常化するように呼吸法訓練を学習し、両方の状態をコントロールすることを試みなければなりません。アレルギーの季節は特に注意が必要で、刺激薬を含

*喘息　多くの場合、回復可能な、気道の閉塞が生じる肺の炎症性疾患。

まない抗アレルギー薬の使用が推奨されます。

喘息の発作中に最初のパニック発作が起こった患者さんがいます。喘息発作がしずまったあと、動悸《どうき》を感じ、世の終わりがやってきたと思ったそうです。受診するまでに数回こうしたことが起こりました。一日にCelexa®を一〇ミリグラム処方をしました。この処方は喘息の処方と足並みが合い、すぐに良くなりました。しかし、その後も長いこと、パニック発作になるのではないかと心配していました。

80 自分に問題がないか調べたり、パニック発作を起こしそうになっているかをたしかめるために、つねに自分自身に注意を向け、警戒しています。私にできることがありますか?

つねに警戒している緊張状態*にあるということは、パニック障害から立ち直ろうとしている人には良いことではありません。あなたはたぶん、

＊**緊張状態**　持続的な緊張状態で、神経系を緊張させ、不安やパニック発

長いこと、リラックスするように言われてきたでしょう。しかし今のあなたはまさにリラックスできません。神経系がそうさせてくれないのです。リラックスして、自分の状態にとらわれないことを学習しなければなりません。なぜなら皮肉なことに、そうした不安が発作を誘発するからです。認知行動療法*、瞑想法、催眠療法、精神療法、薬物療法、バイオフィードバック訳注など、これらはすべてがリラックスするための努力に役に立ちます。

　私はある患者さんに催眠療法を行い、心配になっているときに快い海辺の光景を心にうかべることを続けてもらいました。彼女は明るい青空にかもめが頭の上を飛んでいるのをイメージできました。私は温かくやわらかい砂の上をはだしで歩いているところをイメージしてもらいました。職場のストレスに圧倒されたときはいつでも、部屋のドアを閉めて、背もたれに腰をかけ、目を閉じ、自分が日あたりの良い海辺にいることを想像するように指示しました。これは効果がありました。この技法で、パニック発作をいくらか止めることができました。

作やその他の障害を引き起こす。

***認知行動療法**　認知療法は認知の誤りやゆがみを修正し、行動療法は行動することで行動そのものを変化させることを目指す治療法。両者を組み合わせたものを「認知行動療法」という。

訳注　**バイオフィードバック**　血圧・脳波・体温などの情報を自分で知り、体調を自己制御する方法。

マービンのコメント

私はいつも自分が大丈夫かどうか調べるために自分自身をチェックしていました。心臓にちょっとでも異常な鼓動があれば、またパニック発作になると思い込んでしまったのです。治療を通して、神経質にならずに、単にあるがままでいることを学習しました。私は、私のことをつねに心配していた母親からそれが始まったと思っています。子どものころ病弱だったので、母は仕事に行かず家におり、私の世話をしていました。私たちは病気を通して結びついていたのです。治療によって、呼吸や鼓動をいちいち監視するのをやめることができるようになりました。すべての身体的検査は正常でした。どこか悪い場合は、医師にそれを診断してもらいます。私のやるべきことは、自分自身にとらわれず、治療を受け、薬を飲むことなのです。

81 パニック発作になると、なぜ私は死ぬことがこわくなるのですか?

郵便はがき

料金受取人払郵便

杉並南支店承認

1633

差出有効期間
平成21年12月
1日まで

（切手をお貼りになる必要はございません）

168-8790

（受取人）
東京都杉並区
上高井戸1—2—5

星和書店
愛読者カード係行

書名　パニック障害100のQ&A

★本書についてのご意見・ご感想

★今後どのような出版物を期待されますか

書名　**パニック障害100のQ&A**

★本書を何でお知りになりましたか。

1. 新聞記事・新聞広告（　　　　）新聞
2. 雑誌記事・雑誌広告（雑誌名:　　　　）
3. 小社ホームページ
4. その他インターネット上（サイト名:　　　　）
5. 書店で見て（　　　　）市・区・県（　　　　）書店
6. 人（　　　　）にすすめられて
7. 小社からのご案内物・DM
8. 小社出版物の巻末広告・刊行案内
9. その他（　　　　）

(フリガナ)

お名前　　　　（　　）歳

ご住所（a.ご勤務先　b.ご自宅）
〒

電話　（　　）

e-mail:

電子メールでお知らせ・ご案内をお送りしてもよろしいでしょうか　（a. 良い　b. 良くない）

ご専門

所属学会

Book Club PSYCHE会員番号（　　　　）

ご購入先（書店名・インターネットサイト名など）

図書目録をお送りしてもよろしいでしょうか　（a. 良い　b. 良くない）

死の恐怖は、パニック発作がないときでも、多くの心配性の人が感じる、ごくふつうの恐怖です（一九ページ、質問7参照）。心配性の患者さんは未知のことを恐れます。死ぬこと以上に未知のことなどあるでしょうか。人が死にそうになるときに、パニック発作の患者さんと同じようにアドレナリンがあふれ出します。しかし、パニック発作で人が死んだなどということを私は聞いたことがありません。

認知行動療法や訳注心象法《しんしょうほう》やポジティブ思考法で恐怖をコントロールすることは大事なことです。薬剤、とくに抗不安薬*が、この恐怖を軽くするのに役に立ちます。

私たちはたいてい、死というものを否定するものです。ですから、人が死に焦点をあてているとしたら、それは異常だと考えられます。パニック発作の患者さんが死について心配するときには、死ぬかもしれないということ以外に考える余裕がありません。精神分析的には見捨てられ不安と関係があるかもしれません。幼児は無力で自分ではどうすること

訳注　**心象法**　安心感のある穏やかな景色・光景を順次心に浮かべながら、心身ともにリラックスした状態にするストレスマネジメントの一種。

***抗不安薬**　不安を鎮める治療薬の類型。

もできないために、見捨てられることは死に相当します。パニック発作の患者さんは、パニック障害時に再びよみがえってくる幼児期の恐怖に固着するのかもしれません。だから精神療法が有用なのです。患者さんがこうした無意識の問題を取り扱い、意識に上らせるからです。さらに、不安を軽減するために、新しい方法が開発され、実行されるかもしれません。

82 性機能障害にヨヒンビンを飲んでおり、パニック発作が起こりました。これは関係がありますか？

ヨヒンビン*（yohinbine）は、南アメリカの植物に由来し、ノルエピネフリンの遊離を促進し、これによって性機能障害を改善します。しかし、青斑核《せいはんかく》を経由するノルエピネフリン-エピネフリン神経の機能障害をすでに有しているパニック発作の患者さんは、負荷されたストレスに耐えることができず、ヨヒンビンによってパニック発作を起こします。お

***ヨヒンビン**（yohinbine）南アメリカの植物（学名：Corynanthe yohimbi）から抽出されるアルカロイド薬物で、性欲亢進の用途に用いられてきた。

そらく、この薬剤を避け、Viagra®や、生殖器に血液循環を促進するような薬剤を使用するほうがよいでしょう。Viagra®や類似薬はパニック発作を誘発しません。ヨヒンビンは不眠や躁病エピソードを誘発することもあります。

83 父親がパニック発作のときにプロプラノロールを投与され、効果がありました。私がそれを使っても効果がありませんでした。どういうことなのでしょうか?

プロプラノロール*はβアドレナリン受容体遮断薬です。パニック発作が抗うつ薬でコントロールできるとわかるまでは、これが用いられていました。ノルアドレナリン過剰負荷説(一六ページ、質問6参照)や偽りの警告システムが機能不全に陥る理論に話題を戻すなら、このシステムを遮断すればパニック発作をコントロールできる理由が理解できます。でも、それはそれほど単純ではありません。なかには、セロトニンやGA*

*プロプラノロール　βアドレナリン拮抗薬で、現在のようなより良い薬剤がまだなかったころ、パニック発作の治療薬として用いられていた。

*GABA(ガンマアミノ酪酸)　最も豊富な中枢神経系アミノ酸で、神経伝達を抑制するように働く。パニック障害ではこれが機能不全になる。

ＢＡ系のようなその他のシステムが故障している場合もあります。プロプラノロールは何カ月という長期にわたって使用すると、うつ病を誘発する可能性があります。今はさらに優れた薬があるので、私は選択的セロトニン再取り込み阻害薬（ＳＳＲＩ）を使用することを勧めます。

しかし、プロプラノロールは社会恐怖（一四七ページ、質問68参照）のコントロールには有用です。私の患者さんに、パニック発作と社会恐怖のあるバイオリン奏者がいました。ステージに上がると演奏することに対する恐怖から手が震え、パニック発作が起こるのを心配していました。プロプラノロール（一〇ミリグラム）をコンサートの二十分前に服用すると、その恐怖がコントロールでき、最初のエピソードで経験した現実の震えが止まりました。オーケストラのメンバーに服用している薬剤のことを話すと、仲間の七〇％が同じ薬剤で震えをコントロールしていることを知り、ショックを受けたそうです（訳注　日本では一般的なことではありません）。

84 私は一日中持続するパニック発作を経験しました。こんなことはあるのですか?

まる一日パニック発作が続くことはありうることですが、まれなことです。たいていのパニック発作の持続は五～三十分だからです。パニック発作と診断されるには、表1（四ページ、質問1参照）にあげた十三の症状のうち四つあることが必要です。パニック発作が終日持続したという患者さんの話は聞いたことがあります。全般性不安が一日中あるいは数日続くこともあります（九ページ、質問3参照）。

パニック発作が数日持続した患者さんに注意深く質問すると、本当のパニック発作の症状ではないこともありました。そうではなくて、その数日間は全般性不安が持続していたのです。それが持続性のパニック発作でないことを知って、その患者さんは非常に楽になりました。パニック発作の患者さんはときに、自分の不利なことを大げさに言うことがあります。「グラスに水が半分しか入っていない」という見方をする場合、自分に対する悲観主義が働いています。これに対し、「グラスに水が半分も入っている」という肯定的な見方をすることが、より健康なことなのです。

85 多くの薬剤を試しましたが、今は主治医の精神科医がMAOIのNardil®を処方してくれます。これは効いていますが、高血圧性クリーゼになるのではないかと不安です。どうしたらよいですか？

モノアミン酸化酵素阻害薬*（MAOI）はパニック障害の標準的な治療薬です。Nardil®のようなMAOIは何年もの間、広く使われてきました。これらの薬剤は、酵素であるモノアミンオキシダーゼを不可逆的に阻害し、モノアミン（セロトニンやノルエピネフリン）の分解を止めることによって効果を発揮します。モノアミン酸化酵素の可逆性阻害薬*（RIMA）と呼ばれる新しいMAOIがあり、これはその酵素を可逆的に阻害します。つまり、もしその酵素が使われる必要があれば、MAOIは機能を停止し、モノアミンオキシダーゼの分解を許容します。これ

***モノアミン酸化酵素阻害薬（MAOI）** パニック発作の標準的な治療薬。不可逆的にモノアミン酸化酵素を阻害することによって、モノアミン（セロトニンやノルエピネフリン）の減少を防止し、効果を発揮する。

は重要なことで、ＭＡＯＩはそれ自体に可逆性がない場合、チラミンのような大量の危険なモノアミンが増加し高血圧クリーゼ*を引き起こし、最悪の場合、脳卒中になります。ＭＡＯＩを服用している人は、チーズや赤ワインのように、高濃度にチラミンを含有している食物を制限した食事をとらなければなりません。もしチーズを食べれば、食べているチーズが、セロトニンやノルエピネフリンのような必要なモノアミンのみならず、チラミンのような好ましくないものも増加させてしまうために、脳卒中の危険があるのです。患者さんがこうした食事を守ることは困難なので、ＭＡＯＩはふつう、ほかの治療がうまくいかないときに使用します。すでに三環系抗うつ薬や選択的セロトニン再取り込み阻害薬（ＳＳＲＩ）などを処方し、その投薬でうまくいかないときに、ＭＡＯＩによる治療が残されているということです。効果があるのがそれだけなら、試してみなければなりません。

高血圧クリーゼを避けるには、外食時に何が含まれているかを尋ねてください。ただしウエイターに本当のことを教えてもらえるとはかぎり

＊モノアミン酸化酵素の可逆性阻害薬（ＲＩＭＡ）　パニック発作のための薬剤。モノアミン酸化酵素を可逆性に抑制せしめる酵素で、すなわち、その酵素が必要となれば、ＭＡＯＩは分解され、チラミンのようなモノアミンになる。

＊クリーゼ　急激な発作状態の発症。

ません（あるいは、知らない可能性があります）。MAOIを服用中のある患者さんは中華料理店で食事をし、ウエイターに、五目焼そばにグル[訳注]タミン酸ナトリウム（MSG）が含まれていないか尋ねました。レストランのオーナーはMSGを使っていないと言いましたが、ディナーを食べたあと、ひどい頭痛におそわれました。救急室（ER）に行ったときには、血圧が二〇〇／一七〇という危険なレベルになっていました。これが高血圧クリーゼの始まりでした。幸いにもERにいたので、血圧を下げることができ、脳卒中にはなりませんでした。脳卒中は、血圧が上昇しすぎて患者さんがチラミンを代謝できないような危険な状態のときの最悪の結果です。

訳注　**グルタミン酸ナトリウム**　昆布の旨味を形成するもので、ごく一般的な調味料。普段、摂取する場合、これ自体には害はない。

参考　**チャイニーズレストラン（Chinese restaurant）症候群**　グルタミン酸ナトリウムを含む食物をこの食品添加物に敏感である人が摂取したときに起こる胸痛、顔面圧迫感など、体表の種々の部位でみられる灼熱感の発現。

86

Tofranil®とProzac®の違いは何ですか？　私はTofranil®を長期に服用し、ずいぶん安定していました。しかしいつも便秘気味だったので、Prozac®に変更されました。

Tofranil®は三環系抗うつ薬（TCA）です（八七ページ、質問38の表2参照）。TCAは古典的な抗うつ薬として知られており、イミプラミン（Tofranil®）、アミトリプチリン（Elavil®）、ドキセピン（Sinequan®）、デシプラミン、ノルトリプチリンなどがあります。

これらの薬剤はすべて、化学構造上少なくとも三環の母核を含んでいます。なかにはアモキサピン（Asendin®）のように四環（三つの母核とひとつの側鎖）をもっているものもあります。これらは三十年以上使用されており、大うつ病、全般性不安障害、強迫性障害やそのほかの精神障害と同様に、パニック障害の治療にきわめて信頼性が高いのです。これらはノルエピネフリン、セロトニンの再取り込みを阻害することで効果を発揮します。このようにして、モノアミンの供給を増やすことがパニック発作やそのほかの障害とたたかうために必要です。これらはアセチルコリンやヒスタミン受容体も阻害し、このために口渇、便秘、かすみ目、体重減少といった副作用が生じます。

新しい選択的セロトニン再取り込み阻害薬（SSRI）のフルオキセチン（Prozac®）、セルトラリン（Zoloft®）、パロキセチン（Paxil®）は一九八八年から使用されています。これらはＴＣＡと同等の効果があり、便秘のような副作用が少ないために使用しやすいのです。ＳＳＲＩはセロトニンの再取り込みを阻害し、基本的にはノルエピネフリンやドパミンのようなほかのモノアミンに影響を与えません。しかもこれらには、抗コリン作用、抗ヒスタミン作用や抗アドレナリン作用という副作用がありません。しかし、体重減少や性機能障害を引き起こす可能性もあります。

ＴＣＡとＳＳＲＩはともに、パニック障害には有用な薬剤です。多くの医師はＴＣＡからＳＳＲＩに投薬を切りかえています。しかし、ときには、古典的な薬剤のほうがより有効で、新しいＳＳＲＩよりもパニック発作を除去することができる場合もあります。こうした場合は、主治医にそう言って確かめてください。

87

SSRIの一種を一年使用したのち、この抗うつ薬をやめるのに恐ろしい目にあいました。パニック発作はすっかり治ったと思っていましたが、この抗うつ薬を離脱する際に復讐にあいました。今はやめようと試みることさえ恐れています。どうしたらよいですか?

精神科の専門医に相談するのがよいでしょう。安易な中断には注意しなければならない抗うつ薬があります。急激な中断により落ち込む患者さんが多いのです。私は自分の患者さんにはふつう、長期間かけて非常にゆっくりと減らしていきます。たとえば、ある薬を仮に三〇ミリグラム服用しているなら、二五ミリグラムを一週間服用してもらい、それから二〇ミリグラムを一週間、そしてあとの一週間は一五ミリグラムにする、といったようにです。このように、徐々に減量しさえすればよいのです。こうしたやり方はたいていの人に有効です。しかし、それでも速すぎる場合があります。主治医とよく相談し、治療を受けるようにしましょう。抗うつ薬自体の作用で退薬症状が出てくるということは、医学の世界では考えられていません。しかし、多くの人は投薬をやめる際に極端に不安になります。しかもこれによりパニック発作が再発する可能性もあるのです。ＳＳＲＩを減量中にめまい感、吐き気、頭痛や胃の痛みをおぼえることもあります。

ある患者さんは、服用中のＳＳＲＩをやめて六カ月間、離脱症状が続いていると訴えていました。彼の言うことを信用する以外ありませんでした。彼のめまい感や不快感や不眠の症状をやわらげるために、少量のProzac®（五ミリグラム）を追加しました。これは効果があり、それからゆっくりとProzac®を減らしていきました（訳注　ここで重要なことは、どの薬剤も医師の指示どおり服用し、自己中断しないことです）。

88 パニック障害があると、アルツハイマー病になるリスクは大きいですか？

今のところ、パニック障害に罹患していることと、アルツハイマー病*になることには関連がありません。アルツハイマー病のパニック障害患者さんがいたり、パニック発作を起こすアルツハイマー病患者さんはいます。ともに合併することがあるのです。アルツハイマー病は脳の変性疾患で神経原繊維変化やプラークと関係があり、認知能力が低下し、早期の老化と精神の荒廃を引き起こします。

私の高齢の患者さんは、道に迷いやすくなり、自分のアパートから徘徊するようになって、アルツハイマー病と診断され、老人ホームに入所しました。老人ホームでは、以前にすでに寛解していたパニック障害が再発したことがわかりました。Lexapro® 五ミリグラムが追加され、症状が改善しました。このような患者さんは精神療法では良い結果が得られないものです。記憶障害が顕著なために、認知能力を自己の改善のために利用できないからです。Klonopin®、またはXanax®のようなベンゾジアゼピン系薬剤も不適切です。こうした患者さんには眠気が出すぎて、ものを考える能力を低下させることがあるからです。

*アルツハイマー病　脳の変性疾患で、神経原繊維変化やプラークに関連があり、認知能力が低下し、早発性の老化や精神状態の荒廃を招く。

89 アレルギーがひどくなると、いつも抗ヒスタミン薬を服用します。SSRIと悪い相互作用がありますか?

選択的セロトニン再取り込み阻害薬（SSRI）とさまざまな抗ヒスタミン薬を同じ日に服用することがあるでしょう。たいていの薬剤の場合と同様に、日中や夜間の異なった時間帯にそれぞれを服用するとよいでしょう。たとえば、Zoloft®と Claritin®を服用する場合、朝食後に Zoloft®を、そして昼食後に Claritin®を服用します。このようにすれば、ふたつの薬は別々に吸収され、互いに妨害することはありません。薬力学、すなわち異なった化学薬品がどのように相互作用をするかが複雑に込み入っているので、もし疑問があれば専門医に尋ねましょう。

自分の服用しているSSRIはパニック発作に効かないと訴えてきたアレルギー患者さんがいます。これはアレルギーシーズンの前のことでした。私は、朝アレルギーの錠剤を服用し、夜そのSSRIを服用するように指導しました。これは効果があり、すぐにアレルギーもパニック発作も改善しました。

マービンのコメント

注意すべき抗ヒスタミン薬はBenadryl®です。これを服用して、パニック発作になりました。Celexa®を服用しながらClaritin®を飲んでみましたが、副作用はありませんでした。バーマン先生が言うように、どの薬も別々に分けて服用することが肝要です。Celexa®を朝に服用し、Claritin®を夜に飲みましょう。私は頻繁にアレルギーが起こることはありませんが、そうなったときは、ひどく悲惨な状態になります。すべての医師にパニック障害や服用中の薬について言っておかなければならない理由がもうひとつあります。それは、あなたの主治医の精神科専門医が処方する薬に対して、主治医以外の医師が処方する薬を調整する必要があるからです。

90 多くの抗うつ薬やそのほかの薬剤が肝障害と関係があるのはなぜですか？ 私の主治医は肝障害があると言って、Prozac®を処方してくません。

すべての薬剤は肝臓、または腎臓を通って代謝されます。もし、肝硬変《*かんこうへん》や肝腫大《*かんしゅだい》のような肝臓に関する障害があれば、濾過《ろか》機能や代謝機能に問題があるかもしれません。Zoloft®ならふつう一〇〇ミリグラム服用するところ、あなたは五〇ミリグラム服用することになるでしょう。一〇〇ミリグラム服用したら、嘔気や下痢やそのほかの副作用が生じるかもしれないからです。主治医は注意深く監視し、肝機能検査をする必要があります。Prozac®やそのほかの選択的セロトニン再取り込み阻害薬（SSRI）を使用してもよいのです。しかし少量にしてください。

なかには、肝障害がひどくて、服薬すると必ず中毒を起こす人もいます。これほどの患者さんは肝移植の必要があるかもしれません。少数の薬剤は腎臓を通して代謝されるので、この場合は、患者さんの腎臓がこ

＊肝硬変　肝疾患の終末期。黄疸、高血圧、肝の繊維化や肥大にいたる。慢性アルコール症やうっ血性心不全やその他の疾患によって起こる。

＊肝腫大　肝臓が大きくなること。

うした薬剤を許容するために健康な状態である必要があります。

91 世間では、抗うつ薬の使用に伴って自殺の危険性が高くなることを心配していますが、本当ですか？

うつ病、パニック発作やそのほかの精神障害の患者さんは不安などの症状が著しいため、一般人口より自殺の危険性が高いのです。病気にかかっていて、薬物治療を受けなければ、自殺企図を実行する元気すらないのです。しかし、最初に投薬を受けて一～五週間は、抗うつ薬が充分に効き始める前の段階で、自傷するほどの焦燥やエネルギーが出るかもしれないのです。精神保健の世界では、長い間、こうしたことは周知の事実としてわかっています。この時期が治療にとって危険な時期なのです。精神保健の専門家はたいていそれをわかっており、そのときにはとくに絶えず警戒しているのです。最近では、メディアがこのことを知り、人騒がせな予測やデマを飛ばす人が出てきて、抗うつ薬に対して否定的な意見を述べたりしています。不幸にも、このためにこわがって薬物治療から遠ざかってしまう患者さんもいます。あたかもパニック障害を取り巻く[訳注]スティグマや不安が充分に認識されていない現状では、誤った情報を憂慮しなければなりません！　今、患者さんは、抗うつ薬の使用に伴う自殺のリスクについての警告の「ブラックボックス」について心配しているのです。もしも自殺したいと思ったら、治療者、精神科医、そのほかの医師、信頼のおける家族や友人に、すぐにそれを打ち明けるべきです。自殺のホットラインもあります。それでもだめなら、九一一（訳注　日本での一一九にあたる）に連絡して、救急車を呼んで、救急室に連れていってもらいなさい。そのとき、そこで呼ばれた内科医、おそらくは精神科医に話ができれば、当座のカウンセリングや入院によって、自殺念慮を阻止するために援助してくれるでしょう。その気持ちを他人に伝えることがいかに難しいか、私たちはよくわかっています。しかしながら、衝動に任せて行動するより、前述したような助けを求めることが最も重要なのです。

訳注　**スティグマ**　人々や社会が特定の病気や態度、行動様式についてもっている否定的な感情。

92 抗うつ薬を服用したら一五ポンド体重が増えました。どうしたらよいですか？

あいにく、実際に使用されているすべての抗うつ薬の治療中に、期間（何カ月から何年）を通しての体重増加があることはわかっています。私は患者さんに、体重増加に気をつけ、運動や適正な食事を通して、体重を落とすようにアドバイスしています。体重増加が顕著な場合は、薬剤が変更されるかもしれません。まずは、パニック発作が出ない程度の最小限の服用量に減量することもあります。それから、Wellbutrin®のような薬剤が、体重増加を相殺するために追加されることもあるでしょう。気分安定薬で抗けいれん薬のTopamax®を、抗うつ薬のＳＳＲＩなどと併用することになるかもしれません。

ＳＳＲＩで六カ月治療後、二〇ポンド増えたと訴える患者さんがいました。私は、パニック発作の再発を起こすことなく、その服用量を二〇〇ミリグラムから一五〇ミリグラムに減らしました。しかし、まだ体重が減らなかったので、Topamax®を追加しました。その薬剤の服用を始め、適正な食事を心がけた結果、余分な体重を落とすことができました。

マービンのコメント

私も服用して約一〇ポンド体重が増加しました。デザートを食べることをやめて、炭水化物をひかえるようにしました。私を軌道に乗せたのは運動でした。バスケットボールや適度な運動のあと、すばらしい気分になりました。もっとそれを続けて、家の中ですわってテレビを見るのは少なくしていくつもりです。

93 ソーシャルワーカーの精神療法士と精神科医の両方に薬物治療の面倒をみてもらうのは、賢明なことですか？

患者さんは何回も、薬物治療では精神科医や精神薬理学専門医とともに、行動療法ではソーシャルワーカーや心理士や精神療法士とともに、チーム医療の中でその治療を受けます。ふたつの専門家がお互いにコミュニケーションシステムをもっているかぎり、その共同作業は申し分のないものとなります。

たとえば、私の診ている患者さんのソーシャルワーカーが、いつも処方しているProzac®をもっと多く出してもらうように私に言うように、患者さんに告げたことがありました。それは不適切なことだったので、私はそのソーシャルワーカーを呼んで、Prozac®を増量するとバランスをくずし、パニック発作を増やす原因となることを説明しました。そのソーシャルワーカーはその情報を知らなかったので、専門的な立場から指導してもらったことに感謝してくれました。その後、私たちはいっしょに円滑に治療作業を進めることができました。そのソーシャルワーカーは私たちの対立した意見に戸惑ったりしなかったので、患者さんのために良い治療ができました。

精神科医にとっては、専門家でない治療者といっしょに治療の仕事にあたるのはなかなか困難なものです。治療者の中には、ＬＣＳＷ（臨床ソーシャルワーカー）、ＣＳＷ（社会福祉士）、PhD（その領域における博士号）などのトレーニングを受けていなかったり資格をもっていない人もいるのです。患者さんによっては専門家でない治療者が適している場合もありますが、彼らは限られた教育しか受けておらず、治療薬や通常の精神療法についての知識がありません。彼らはもし誤った治療をしても、専門家のようにその過誤に対しおそらく法的責任を負うことができないでしょう。しかし精神保健の専門家のほうは、訴えられるか、業務を行う免許を剥奪される可能性があるのです。

94 パニック発作の診断を確かめるために、CTやMRI検査をする必要がありますか？

現時点での医療技術では、コンピューター断層撮影（ＣＴ）や磁気共鳴イメージング（ＭＲＩ）は、パニック障害の診断の役には立ちません。もちろんこの手段は、医師が、脳腫瘍や脳血管障害ではないと診断するのには有効です。

95

薬物療法を受けずにホルモン補充療法だけ受けています。順調ですが、それをやめるとパニック発作が再発します。新しい研究を目の当たりにしたり、乳癌の家族歴が濃いということを考えると、これ以上この治療を受けたくありません。どうすればよいですか？

更年期の症状を緩和するためにホルモンを服用する女性についての否定的な研究結果や副作用に関する二〇〇二年の研究結果が出て以来、多くの女性は、ホルモン補充療法*（ＨＲＴ）をやめることを決意しました。結果として医療の世界では、ＨＲＴのみで精神障害が寛解していた多くの女性でパニック発作、大うつ病、全般性不安障害などが再燃してきました。エストロゲンとプロゲステロンはふたつの主要な女性ホルモンで、ＨＲＴではさまざまな組み合わせで投薬されますが、ふつう中枢神経系

＊**ホルモン補充療法（ＨＲＴ）**　エストロゲンとプロゲステロンというふたつの主要な女性ホルモンが、異なるホルモン補充療法において、さまざまな組み合わせで、更年期の症状や子宮摘出術に対して用いられる。

（ＣＮＳ）にプラスの効果があります。必ずしもあてはまるわけではありませんが、パニック障害やうつ病にかかる女性は男性ほど多くはないのです。

しかしながら、更年期のような自然の経過として、あるいは子宮摘出術と卵巣摘出術で人工的にエストロゲンとプロゲステロンが消退するとき、パニック発作やうつ病の症状が再燃することがあります。ＨＲＴに認容性がない場合、抗うつ薬は通常パニック障害やうつ病に対して最良の解決策です。女性のみなさんには、精神科専門医に相談し、Lexapro®のような選択的セロトニン再取り込み阻害薬（ＳＳＲＩ）を開始することを提案します。たいていの女性はこうした薬剤では問題がありません。ときに最もコントロールしがたいのは、女性がＨＲＴをやめたときの不眠です。ですから、Paxil®のような鎮静作用のある抗うつ薬を使うべきです。

96 やっとパニック発作がなくなった今、どうしたら、楽しい生活をしながら発作の再発を心配しないでいられますか？

パニック発作がおさまってから、実行するのが最も困難なのは、再び生活を楽しむことを身につけることです。たいていの患者さんは、パニック発作がなくなっても、いつもある程度、パニック発作が再発しないか、警戒したりこわがったりしているものです。

当然、精神療法はもとの軌道に戻すのに最も良い方法です。まず何に困っているかを検討し、その問題を処理しなければなりません。パニック発作の患者さんはたいてい、自分の感情を抑圧する名人です。治療では、悲しみや不安感や抑うつや幸福感や羞恥心や怒りなど、すべての感情に触れることを習得します。多くの人は、それらの感情を表現することを良しとしません。私たちの社会では、あたりかまわず感情を表すことを奨励してはいないのです。もしわずかな挑発でどっと泣き出したり、騒々しく笑ったりしたら、職場での業務や家族の世話はどうしたらよいでしょうか。このように、ひとつの集団としてすべてのことをとらえており、おそらく個人的な事情は後回しにすることが奨励されているのでしょう。後回しにしたことは、結局そのままになり、父親の死を悲しんだり、誕生日を祝ったりすることに時間をさくことは決してないのです。

治療の時間を明示することにより、少なくともその時間の間だけでも、自分自身に対し、自分の感情に向き合うことが許されます。自分自身をエンジョイするには、楽しめるスポーツに復帰することもひとつの方法でしょう。バスケットボール、野球、水泳、ウォーキングやテニスは自分自身をリラックスさせ、楽しむ感覚を取り戻します。そのほかに、ヨガ、瞑想、太極拳をする人もいるでしょう。習字や絵画や音楽のような創造的な活動もいいと思います。楽しいことを見つけて、それをしてください。

97 パニック発作を治療してくれる良い精神科医をどのようにしてさがしたらよいですか？

都会に住んでいるのなら、診療科の充分そろっている総合病院の精神科部門に電話して、不安性障害専門の精神科医を紹介してもらうことができます。別の方法として、診断のできる精神科医を友人や家族に紹介してくれるように頼みましょう。また、その医師が治療を担当していないか、精神薬理学のみの専門家であるなら、精神療法や薬物治療のための別の医師を紹介してもらいましょう。パニック発作の講演に出席すれば、専門家と関係を結ぶ機会があるかもしれません。ニューヨーク市にはＭＤＳＧ（気分障害支援グループ）があります。ここではセミナー、講演、集団療法や医師の推薦を行っています。あなたの街にもこれと同じような団体があるかもしれません（訳注　ここに記載されているのはアメリカ国内の場合で、わが国では、まず保健所や精神保健福祉センターなどに相談するのが現実的です）。

98 どのようにして精神療法士をさがしたらよいのですか?

考えてみてください。あなたには精神療法を行う多くの専門家がいます。それにはソーシャルワーカー、看護師、心理士、精神科医、牧師、ラビ（ユダヤ教の律法博士）や臨時に資格をもった専門家ではない治療者などがいます。その人の資格を確かめたら、どこで、何年間、精神療法を勉強したのか、どういう種類の資格をもっているのかを検討し、そして彼らの行う精神療法の考え方やタイプを選んでください。それから、多くの人々がよく見落とすのですが、治療者の性格があなたに合っているかどうかを見定めることです。ある意味で、デートをするときに似ています。複数の治療者について、どちらがあなたと相性が良いか、吟味してみることが重要です。もしもその治療者が不快で、その人の言うことを聞くのが我慢できないなら、その人を選んではいけません。腹立たしく思っている人といっしょに苦しむことはないのです。精神療法は大いに楽しくあるべきものです。

99 催眠療法のような代替治療はどうでしょうか？

催眠療法*は、トランスのような状態を人工的に誘発し、被術者が非常に暗示にかかりやすくなり、すべてを忘れて、催眠療法家の指示・命令にすぐにしたがいます。催眠療法で効果のある人もいますが、それほど多くありません。たいていの精神科医は、パニック発作は化学物質の不均衡がもとで脳内の神経伝達が障害されていると思っています。催眠療法は伝統的に、脳の化学的作用や神経伝達を変化させる方法とは考えられていません。催眠療法は禁煙、体重コントロール、解離性障害への対処や、ある一定の記憶を想起させたりすることには役立つでしょう。

＊**催眠療法**　人工的に誘発されたトランス様状態。被術者の被暗示性が高まり、すべてを忘れて、催眠療法施行者の指示にたやすくしたがう。

患者さんがインターネットで見たり、テレビでの広告で聞く、さまざまな非伝統的な治療法については注意をうながす必要があります。なかには、まさに詐欺師まがいのもうけ主義のものもあります。

ある患者さんは服用をやめて、インターネットで見つけた団体に熱中したあと、すっかり生き方を変えてしまいました。彼が治療薬や精神療法を受けずに、うつ病やパニック障害が再発していくのを見て、家族は落胆しました。多くのカルト集団がそうであるように彼の心をとりこにすることができたため、彼はその団体や活動から抜け出すことができませんでした。彼は自殺したい衝動に駆られるようになったため、私は入院させなければなりませんでした（パニック発作の治療のためではなく）。入院により、彼のマインドコントロールをとくことができ、最後にはまた服薬することを納得し、回復しました。これはハッピーエンドとなりましたが、多くの場合はそうではありません。関わる前に必ず、インターネットで出ている団体や特別な治療を充分に点検することが、賢明なことです。最も肝心なのは、**主治医の指示なしに服薬をやめてはいけないということです。**

100 もっと多くの情報を得るにはどうしたらよいですか？

パニック障害についての情報を得られる組織やウェブサイトを二〇九ページに掲載します。

＊原文に記載されたものはアメリカ国内のものであるため、ここでは、日本における参考図書や公的機関などを追加いたしました（二〇七～二〇八ページ）。

■資料1　精神保健の相談ができる公的機関

①　全国の精神保健福祉センター　精神保健相談窓口（地域により異なる）――各センターにホームページが用意されている。

②　全国の保健所の精神保健相談窓口（地域により事情は異なる）

①②ともに、一般精神保健の相談、医療機関受診の判断、医療機関の案内などができる公的機関で、こころの健康のための講演などの事業も行っている。面接相談などの場合はあらかじめ予約が必要なので、各機関に問い合わせること。

学生であれば、③学校保健室、④保健管理センター、などがある。

■資料2　パニック障害を知るための参考書

○大野裕『こころが晴れるノート　うつと不安の認知療法自習帳』創元社　二〇〇三

○貝谷久宣「不安・恐怖症を起こす脳内物質をさぐる」『脳内不安物質』（ブルーバックス）講談社　一九九七

○貝谷久宣『不安・恐怖症　パニック障害の克服』講談社　二〇〇五

○ギャビン・アンドリュース、古川寿亮監訳『不安障害の認知行動療法(1)』星和書店　二〇〇三

○ギャビン・アンドリュース、古川寿亮監訳『不安障害の認知行動療法　患者さん向けマニュアル(1)』星和書店　二〇〇三

○越野好文・作、志野靖史・画『マンガ　心のレスキュー　パニック・不安・不眠な時』北大路書房　二〇〇二
○越野好文、志野靖史『好きになる精神医学』講談社　二〇〇四
○越野好文、志野靖史『パニック障害メディカル・ガイド――診断から回復まで』講談社　二〇〇六
○白倉克之、山田和夫『パニック障害の基礎と臨床』金剛出版　二〇〇〇
○高橋三郎訳『DSM-Ⅳ-TR　精神疾患の分類と診断の手引き』医学書院　二〇〇三
○日本精神神経学会監訳『米国精神医学会治療ガイドライン　パニック障害』医学書院　一九九九
○山田和男『パニック障害の治し方がわかる本――突然の恐怖・不安に襲われる』主婦と生活社　二〇〇三

■資料3 パニック障害に関する情報収集のための組織・ウェブサイト（アメリカ）

Organizations

American Psychological Association
750 First St., N.E.
Washington, DC 20002-4242
www.apa.org

American Psychiatric Association
1000 Wilson Blvd. #1825
Arlington, VA 22209-3901
www.psych.org

Anxiety Disorders Association of America
8730 Georgia Ave., #600
Silver Spring, MD 20910
www.adaa.org

Association for Advancement of Behavior Therapy
305 7th Ave., 16th Fl.
New York, NY 10001
www.aabt.org

Freedom From Fear
308 Seaview Ave.
Staten Island, NY 10305
www.freedomfromfear.org

Get Mental Help, Inc.
19206 65th Place, N.E.
Kenmore, WA 98028
www.getmentalhelp.com

National Alliance for the Mentally Ill
Colonial Place Three
2107 Wilson Blvd., #300
Arlington, VA 22201-3042
www.nami.org

Web Sites

www.anxietypanic.com
www.nimh.nih.gov
www.factsforhealth.org
www.expert-help.com
www.panicattacks.com

Telephone Number

Panic disorder information and free brochures:
1-800-64-PANIC

一般名（本文中の商品名）	日本での商品名
Sodium valproateバルプロ酸ナトリウム（Depakote®）	デパケン®、デパケンR®、バレリン®、ハイセレニン®、セレニカR®
◇気分安定薬で抗けいれん薬	
Gabapentinガバペンチン（Neurontin®）	ガバペン®（本邦では抗けいれん薬としてのみ適応）
Topiramateトピラメート（Topamax®）	本邦未発売
◇メジャー・トランキライザー	
Olanzapineオランザピン（Jyprexa®）	ジプレキサ®
Risperidoneリスペリドン（Risperdol®）	リスパダール®
◇βアドレナリン受容体遮断薬	
Propranorol塩酸プロプラノロル（Inderal®）	インデラル®
◇モノアミン酸化酵素阻害薬（MAOI）	
Phenelzineフェネルジン（Nardil®）	本邦未発売
◇非ステロイド系消炎薬（NSAID）	
Acetoaminophenアセトアミノフェン製剤（Tylenol®）	タイレノール®
Acetylsalicylic acidアセチルサリチル酸（Aspirin®）	アスピリン®
Ibuprofenイブプロフェン（Brufen®）	ナパセチン®、ブルフェン®
Indometacinインドメタシン	インダシン®、インテバンSP25®
Naproxenナプロキセン	ナイキサン®
◇抗ヒスタミン薬 アレルギー治療薬	
Loratadineロラタジン（Claritin®）	クラリチン®
Diphenhidramine hydrochloride 塩酸ジフェンヒドラミン（Benadryle®）	――――
◇その他	
Sildenafil citrateクエン酸シルデナフィル（Viagra®）	バイアグラ®

（以上、2007年7月現在）

■資料4　この本に登場する薬剤

一般名（本文中の商品名）	日本での商品名
◇抗うつ薬	
＜選択的セロトニン再取り込み阻害薬SSRI＞	
Citalopram シタロプラム（Cerexa®）	本邦未発売
Escitalopram エスシタロプラム（Lexapro®）	本邦未発売
Fluoxetine フルオキセチン（Prozac®）	本邦未発売
Fluvoxamine フルボキサミン（Lubox®）	ルボックス®、デプロメール®
Paroxetine パロキセチン（Paxil®）	パキシル®
Sertraline セルトラリン（Zoloft®）	ジェイゾロフト®
＜三環系抗うつ薬TCA＞	
Imipramine イミプラミン（Tofranil®）	トフラニール®
Nortriptyline ノルトリプチリン（Pamelor®）	ノリトレン®
Desipramine デシプラミン（Norpramine®）	発売中止
Amitriptyline アミトリプチリン（Elavil®）	トリプタノール®
Doxepin ドキセピン（Sinequan®）	本邦未発売
Amoxapine アモキサピン（Asendin®）	アモキサン®
＜その他の抗うつ薬＞	
Venlafaxine ベンラファキシン（Effexer®）（SNRI）	本邦未発売
Mirtazapine ミルタザピン（Remerone®）（noradrenergic and specific serotonergic antagonists）	本邦未発売
Bupropion ブプロピオン（Wellbutrin®）（norepinephrine-dopamine reuptake inhibitor）	本邦未発売
◇マイナー・トランキライザー（ベンゾジアゼピン系薬剤）	
Clonazepam クロナゼパム（Klonopin®）	リボトリール®、ランドセン®
Diazepam ジアゼパム（Valium®）	セルシン®、セレナミン®、ソナコン®、ホリゾン®
Alprazolam アルプラゾラム（Xanax®）	コンスタン®、ソラナックス®
Lorazepam ロラゼパム（Ativan R、Liblium®）	ワイパックス®
◇抗けいれん薬	
Carbamazepine カルバマゼピン（Tegretol®）	テグレトール®、テレスミン®

監訳者あとがき

本書『パニック障害100のQ&A』は、パニック障害について質問形式で非常にわかりやすく書かれた冊子で、パラメディカルの方にも、医学生や研修医、プライマリー医の方にもお役に立つものと思われます。

本書は、アメリカ文化と日本文化の相違のために、各項目のみ読むと、日本の一般読者の方々には誤解が生じる部分もあり、とくに実際にパニック発作にかかられている患者さんの場合、治療の項目で書かれていることが必ずしも普遍的にあてはまるものではなく、内容をそのまま鵜呑みにしないように注意する必要があります。治療薬に関しても、アメリカで使用されている薬剤が掲載されていますが、日本では使用されていないものも多く、服用量も日本とは異なります。

一般読者の方々の場合、治療薬や治療法よりも、病気が起こってくるメカニズムや病気の理解のしかた、疾患とのつきあい方や生活の送り方、患者さんのサポートのしかたなどに重点をおいて、この本を読まれるのがよいかと思われます。筆者は作家なので、物語風に書かれており、質問の箇所によっては読み物として軽く読んでいただいてもよいかと思われます。とくにパニック発作などの薬物治療は、主治医の指示どおり服用することが重要で、自己判断で服薬を中止したり、そのほかの薬剤を追加したりすることは危険です。主治医に相談のうえ、その指示にしたがってください。

最後に、本書を出版にあたり、星和書店の近藤達哉さんには、翻訳にあたり、きめ細かいご配慮を賜り、訳者の東柚羽貴氏ともどもこころから感謝いたします。

二〇〇八年三月

郭　哲次

索引

●監訳者

郭　哲次（かく てつじ）

1950年　和歌山県生まれ
1979年　和歌山県立医科大学医学部卒業
1981年　同神経精神医学教室入局
1985年　和歌山県立医科大学精神医学教室助手
1994年　同講師
2004年　同助教授
2007年　関西医療大学保健医療学部教授

専攻　神経精神医学、臨床脳波学
老年期のうつ病などを中心に診療

●訳者

東　柚羽貴（ひがし ゆうき）

1937年　兵庫県生まれ
1965～72年　大阪府立保健所で保健師活動に従事
1972～85年　和歌山県立高等看護学院で看護師・保健師教育に当たる

その後、仏教を身につけ、その教えで得た知恵と力を周りの人のために使いたいという強い思いから、在家僧侶を志し、「仏教」を学ぶ。誉れ高い心山寺貫主、宮前心山より在家僧侶、首座職の資格を取得。さらに、目の見えない存在である「精霊」の大切さなどを、世界遺産、修験道の聖地である奈良県吉野山に在住する、金峰山塔頭《たっちゅう》成就院住職、柳沢真吾に師事して学ぶ。

現在、不安や悩みを抱える人々を安心へと導くことに関係するさまざまな事柄を実施している。

●著者

Carol W. Berman, M.D.（キャロル・W・バーマン）

ロサンゼルスで生まれ育つ。カリフォルニア大学バークレイ校で学部学生として学んだのちにニューヨークに移り、ニューヨーク大学（NYU）医学部に入学。精神科のレジデントとして、St. Luke's-Roosevelt病院に勤務したのち、ニューヨーク大学に研究員として戻り、精神科で臨床指導を続けている。

毎月、CNSニュースで「実践精神医学（*Practical Psychiatry*）」というコラムを担当している。また、いくつかの短編を文芸誌に発表するかたわら、『ベルヴュー文芸誌（*The Bellevue Literary Review*）』の編集委員も務めている。彼女の最初の脚本"*Under the Dragon*"は、2002年のNeighborhood Playhouseのワークショップで上演された。

パニック障害100のQ＆A

2008年4月26日　初版第1刷発行

著　者　キャロル・W・バーマン
監訳者　郭　哲次
発行者　石澤雄司
発行所　株式会社 星和書店

東京都杉並区上高井戸1－2－5　〒168-0074
電話　03(3329)0031（営業）／03(3329)0033（編集）
FAX　03(5374)7186
http://www.seiwa-pb.co.jp

　Printed in Japan　ISBN978-4-7911-0657-8